Kopfzerbrechen

Susanne Rafael

Kopfzerbrechen

Notizen aus dem Koma und der Zeit danach

Mabuse-Verlag
Frankfurt am Main

Bibliografische Information Der Deutschen Bibliothek
Die Deutsche Bibliothek verzeichnet diese Publikation in der Deutschen Nationalbibliografie; detaillierte bibliografische Angaben sind im Internet über http://dnb.ddb.de abrufbar.

Kasseler Str. 1a
60486 Frankfurt am Main
Tel.: 0 69 / 70 79 96-14
Fax: 0 69 / 70 41 52
www.mabuse-verlag.de

Druck: Fuldaer Verlagsanstalt GmbH & Co. KG
Satz: Antje Tauchmann, Frankfurt am Main
Umschlaggestaltung: Karin Dienst, Frankfurt am Main
unter Verwendung eines Bildes von Susanne Rafael
Alle Bilder von Susanne Rafael
Lektorat: Sonja Siegert
ISBN: 3-938304-24-3
Printed in Germany

Danksagung

Mein besonderer Dank gilt Herrn Dr. Andreas Zieger, der freundlicherweise das Nachwort zu »Kopfzerbrechen« verfasste und dessen Ermutigung und Unterstützung entscheidend zur Veröffentlichung dieses Buches beigetragen hat.

Des weiteren danke ich

– den Eheleuten Hilla und Matthias Höyng in Dinslaken,
– dem Landschaftsverband Westfalen-Lippe (LWL), Münster

für ihren finanziellen Beitrag zur Veröffentlichung diese Buches.

Zuvor:

Traumgärten spielerisch sich zu verirren
Ersannen wir und liebten ihre Schatten,
Und waren stolz, die Fäden zu entwirren,
Die wir erfinderisch verschlungen hatten.

Von andrer Art sind nun die Labyrinthe
Und gleichen Gärten nicht und Heckenwegen,
Und lächelnd tritt uns nicht im Laubgewinde
Der Liebste hier und dort der Freund entgegen.

Nur eines ist gemeint. Hindurchzufinden.
Nur eine Richtung und nur eine Kraft,
Und um uns her müht eine Schar von Blinden
In unterweltlich drängendem Bestreben
Mit Stoß und Schlag und Schrei der Leidenschaft
Sich um den einen Ausweg: Um das Leben.

(MARIE LUISE KASCHNITZ: *Das Labyrinth*)

Inhalt

Es gibt viele Arten von Einsamkeit, aber Momo erlebte eine, die nur wenige kennengelernt haben und die wenigsten mit solcher Gewalt.
Sie kam sich vor wie eingeschlossen in einer Schatzhöhle voll unermeßlicher Reichtümer, die immer mehr und mehr wurden und sie zu ersticken drohten. Und es gab keinen Ausgang! Niemand konnte zu ihr dringen, und sie konnte sich niemand bemerkbar machen, so tief vergraben unter einem Berg ...

(MICHAEL ENDE: Momo)

AUFTAUCHEN

Nichts –
absolut nichts ist da
Dunkles Loch ...

Verschlungen werden

Bin ich ganz und gar
weg?!

Eine holzvertäfelte Decke

Falle zurück in das
schwarze Loch
Verschlungen werden

Finsternis
Angst
Ganz allein
Irgendwo im
Dunkel
An unbekanntem Ort

Alles menschenleer
Unheimlich still

Angst, Angst, Angst ...

Muss etwas
festhalten,
unbedingt

Ist sehr anstrengend
Bin schon so müde

Schrecklich kalt ist es
Niemand da zum Wärmen

So sehr verlassen
Irgendwo festgebunden -
Kann mich nicht bewegen

Was ist mit mir geschehen?

Bin ich entführt und dann hierher verschleppt worden?
Warum hat man mich hierher gebracht?
Hilfe, Hilfe, Hilfe!

Wo bin ich?

Wieso bleibt es dunkel?

Kann nichts sehen
Kann mich nicht
zurechtfinden
Keine Orientierung
Gibt es einen Weg aus diesem Dunkel?

Wo sind meine Freunde?
Warum kommt niemand zu mir?
...niemand kommt mir zur Hilfe!

Bin ich unauffindbar?

wie hieß ich
denn?
Was habe ich zuvor gemacht?

Bin jetzt namenlos

Ohne Geschlecht und
Alter

Bin JEMAND

Spüre meinen Körper nicht

Wohin
bin ich bloß geraten?
An welchem Ort bin ich hier?

Kann niemand erreichen
Muss
nachdenken

Muss herausfinden, wo ich bin!

HILFE, HILFE, HILFE!!!

Un-erhört meine Hilferufe: Wieso hört
mich niemand?

Kann nicht nach außen
durchdringen

Bin ich in einem Bunker?
Bleibt alles in dunkler Nacht
Augen, die nichts sehen
können vom
Außen

Bilder von innen
Nur von innen

Bin so müde
Kann nicht mehr
Kann keine Hilfe finden

Darf nicht einschlafen

Muss allein einen Ausweg finden
Wie komme ich hier raus?

Kann nicht flüchten
Muss eine Lösung finden
Muss ES finden
Davon hängt alles ab
Ganz schnell
- sonst ist es
zu spät

Bin so schrecklich müde
Hab so viel Angst
Mir ist so kalt
Hilfe!
Warum bemerkt mich niemand?

Alles ist verschwunden

Wo bin ich hier bloß?

Verschüttet, worunter?
Eingegraben? Unter Tag gebracht?
Auf Tauchstation?
....

Auf einem anderen Planeten?
....
Was für ein Vakuum umschließt mich?
Bin ich hier für immer gefangen?
Gibt es keinen Ausweg?
finde ich hier nie mehr raus?

Bin durstig
Friere
es ist so kalt hier

Friere
bin ganz allein
fürchte mich so!

›Intensivstation‹ ... schwere Türen öffnen sich ... Ein blendendes, überheiztes Labyrinth. In dem endlos langen Korridor stehen Türen offen. Man sieht Körper daliegen. ... Man merkt, dass da nicht wirklich geschlafen wird. ... Diese gesenkten Lider in den gelben Gesichtern sind nicht die geschlossenen Augen des Schlafes. Man spürt, daß da Medikamente am Werke sind, die den Schmerz lindern und für diese Betäubung der verletzten und versorgten Körper sorgen ... . Koma oder Halbschlaf. Körper, die auf die Fortsetzung warten oder das Ende.

(PIERRE PEJU, die kleine Kartäuserin)

Nobody told me there'd be days like these –
strange days indeed

(JOHN LENNON)

Wie auf dem Mond

Notizen aus dem Koma

Da ist vorerst nichts, ein großes dunkles Loch, ein ganz und gar ›Weg-Sein‹. Als erste Erinnerung die mit Holz getäfelte Decke. Kurz dieser Moment, bevor der tiefe, allumfassende, zerstörende Schmerz mich wieder in das dunkle Loch fallen lässt.

Und dann das Gefühl, ›irgendwo‹ zu sein, irgendwo an unbekanntem Ort, umgeben von totaler Finsternis, in einem menschenleeren Raum, in absoluter Stille, ganz mit mir allein.

Auch kein Körpergefühl erst, nur ein vages Wissen um die eigene Existenz. Bewusst ist mir nur: Ich bin, aber ich bin namenlos, ich bin ›jemand‹.

Groß mein Drang, herauszufinden, wohin ich geraten bin, warum sich alles Geschehen in diese totale Dunkelheit verlagert hat.

...

Wo bin ich hier bloß? In einem Verlies in einem tiefen Kellergewölbe? In einem schalldichten Bunker? Gibt es hier unterirdische Gänge und irgendwo einen Ausgang – zurück ins Licht? Eisig kalt ist mir und der Kopf dröhnt.

...

Alles wie ausgestorben, keine Menschenseele weit und breit. Höhlenangst, Höllenangst: Wer hat mich so tief unter die Erde gebracht? In eine Welt ohne Farben, Licht, Musik, Gerüche ... wieso bin ich hier? Wohin ist die bunt tönende, lebendige Welt denn verschwunden? Wie lange bin ich schon hier? Die Zeit scheint eingefroren zu sein, einfach stehen geblieben, erstarrt ... Wo sind die anderen? Wo sind meine Freunde, meine Familie?

...

Wer hat mich hierher entführt? Kriminelle? Warum? Was wollen die Kidnapper denn von mir?

...

Oder hat man mich ins Weltall verfrachtet? Aber weshalb?

Was ist geschehen, mit mir geschehen – und wie konnte das geschehen? Ich erinnere mich nicht ...

Wo ist mein Körper geblieben? Spüre sein Gewicht nicht, spüre ihn überhaupt nicht mehr. Bin körperlos, nur noch Kopf ...

...

Habe scheinbar die Bodenhaftung verloren. Ich treibe völlig orientierungs- und schutzlos in unbekannten Räumen. Ausgeliefert an mich selbst – an wen oder was sonst noch?

Wo führt das hin? Dies ist ein ›Auslieferungsverfahren‹ ganz seltsamer Art, eine zermürbende Prozedur mit unbekanntem Ausgang. Wenn es überhaupt einen Ausgang gibt. Wie finde ich denn bloß den Weg zurück ins Helle? Dorthin, wo es warm ist und wo ich meinen Freund und all die anderen, die ich kenne und mag, wiederfinde?

...

Ganz weit reiße ich meine Augen auf, immer und immer wieder, auf der Suche nach einem Orientierungspunkt, einem Vorschein von Licht, einem kurzen Aufflackern zumindest, das den Ort, an dem ich ausgesetzt wurde, beleuchtet. Weniger unheimlich wäre er mir, wenn ich ihn sehen könnte – er würde dann das Gespenstische verlieren ... Vergebliche Anstrengung – ich bleibe in dunkler Nacht, völlig abgeschnitten von der Außenwelt: Wie lange schon und wie lange noch? Dieser Ort hier – wie hermetisch abgeriegelt von allen anderen Lebewesen: deshalb diese unheimliche Stille. kein Laut ist zu hören. Nicht eine einzige Stimme erreicht mein Ohr. Niemand ist da, nur ich. Ich ganz allein.

Ich habe Angst.

Immer wieder die Vorstellung: So einsam wie ich muss sich ein Astronaut fühlen, der einen Spaziergang auf dem Mond unternimmt. Der Astronaut hat aber die Möglichkeit – und darum beneide ich ihn sehr –, wieder Kontakt mit der Außenwelt aufzunehmen, zurückzukehren zu den anderen in die Raumkapsel, eine Verbindung aufzunehmen, wenn er es will. Für mich hingegen ist die Dauer dieser absoluten Isolation unabsehbar, das hält mich in Angst: Wird sie jemals ein Ende haben?

Ich bin wie gefangen, ausgeliefert an eine Situation, die so unheimlich ist, weil ich sie nicht begreifen, mir nicht erklären kann. Wie soll ich mich da orientieren?

Ein Ins-Leere-Laufen bleiben meine verzweifelten Bemühungen um Kontaktaufnahme und Hilfe.

Das strengt so sehr an – und ich bin inzwischen so müde und erschöpft. Verlockend deshalb manchmal, wieder in dieses Nichts zurück zu gleiten, mich widerstandslos wieder in dieses dunkle Loch fallen zu lassen, größer aber dann doch die Neugierde, herauszufinden, wo ich bin, was mit mir denn passiert ist und wie ein Ausweg aus diesem dunklen Labyrinth zu finden sein könnte ...

Untergetaucht im ›Koma-Land‹, dessen Lage zweifelsfrei unterirdisch ist, beschäftigt mich immer wieder und immer wieder die Frage, wie ich orten könnte, wo ich mich nun befinde. Raum der Zeitlosigkeit, Existenz ohne Morgen und Abend, ohne Sonnenauf- und Sonnenuntergang. Dieser Raum ist zwar menschenleer, aber voll mit meinen Gedanken und Gefühlen. Wie ein Schauspieler auf einer leeren Bühne (und ohne Publikum) halte ich ungestört lange Monologe, rezitiere ich lautlos Worte, Sätze, gespeist aus meinen Erinnerungen, werfe Bilder an imaginäre Wände, schaffe mir so ein Bühnenbild für meine einsame Inszenierung. Bin alles in einer Person: Schauspieler, Regisseur, Bühnenbildner ... souffliere mir auch selbst, wenn ich hängen bleibe im Text meines Lebens. Eine ›One-Woman-Show‹ spule ich ab, am laufenden Band, pausenlos. Jongliere mit meinen Gedanken, versuche, sie zu ordnen, zu dirigieren, versuche, meine Gefühle im Zaum zu halten. Rufe immer neue Bilder auf den Plan, um dem Dunkel, dem ich ausgesetzt bin, etwas entgegenzusetzen.

Dann kommt langsam – ich weiß nicht wie langsam und wann – mein Körpergefühl wieder. Merke, dass ich mich nicht frei bewegen kann, fühle etwas Beengendes um meinen Leib. Und ich friere, friere so erbärmlich.

Ich bin ganz allein. Angst, Angst, Angst. Es ist sehr anstrengend. Ich muss etwas festhalten, ganz verzweifelt und bin doch schon so müde. Es ist sehr kalt und nichts und niemand da, um mich zu wärmen. Ich bin gefesselt, gebunden, festgemacht an dem Ort, an dem ich liege, den ich nicht kenne und wo ich mich nicht zurechtfinden kann. Alles, wonach ich mich sehne, ist unerreichbar. Ich bleibe Trost-los: Niemand steht mir bei. Aber ich muss jetzt trotz alledem herausfinden, wo ich bin, wie ich an diesen unheimlichen, unbekannten Ort geraten bin. *Ich*, ein Ich ohne Namen, ohne Geschlecht und Alter. Mit Augen, die nichts sehen, auch wenn ich meine, sie weit zu öffnen. Die vielen Bilder, die ich sehe, kommen von innen, von tief unten.

Un-erhört mein Rufen nach Hilfe, meine Bitten – nichts scheint nach außen, ins Draußen durchzudringen. Möchte Trost finden, aber wie? Sage mir: Es gibt nichts mehr außer dir selbst. Hilfe rufen nützt nichts. Ich muss den Ausweg allein finden. Ich kann nicht flüchten, ich muss *es* finden. Muss das Wesentliche finden, von dem alles abhängt. Ganz schnell, sonst ist es zu spät ...

Oft großer Durst. In den Welten, die sich mir nun auftun, ist dieser ungestillte Durst immer wieder meine leidvolle Erfahrung: Ich sitze mit Freunden in einer großen Runde zusammen. Ein langer Tisch, auf dem viele volle Flaschen stehen: Weine, Fruchtsäfte, Mineralwasser. Alle haben ein großes Glas vor sich stehen und trinken genüsslich daraus. Ich höre, wie es beim Trinken genüsslich in ihrer Kehle gluckert. Nur ich, ich habe nichts zu trinken. Mein Glas bleibt leer und meine Freunde geben mir nicht einen einzigen Schluck von ihren Getränken. Eine Stimme sagt: Morgen bekommst auch du etwas zu trinken, aber heute darfst du wirklich noch nicht, tut mir leid.

Und mein Durstgefühl ist so sehr quälend, meine Kehle völlig ausgetrocknet; deshalb bitte ich die anderen immer wieder, mir doch wenigstens einen Schluck zu trinken zu geben, ein ganz kleines Schlückchen nur – aber sie bleiben bei ihrem kategorischen Nein. Grausam und hart finde ich ihre Weigerung. Etwas Feuchtigkeit auf der Zunge, etwas Feuchtigkeit in der Kehle zu spüren, das täte so gut, das wäre wie eine Erlösung.

Und es ist auch irgendetwas mit meiner Nase, genauer gesagt *in* meiner Nase, ein Fremdkörper. Das ist so furchtbar: Es juckt und juckt und ich kann überhaupt nichts dagegen tun, weil meine Hände festgebunden sind!

Immer wieder tauche ich in fremde Welten ein. So viel Seltsames begegnet mir in dieser Zeit des Ausgeliefert-Seins: Es ist, als wäre ich in die Dreharbeiten für einen Werbefilm geraten – wieso nur? Die Menschen hier, sie benutzen die Sprache der Werbung, benutzen ständig Slogans, »ist mild und schmeckt« und Ähnliches – alles wirkt auf mich so unecht und verlogen, aber ich bin mittendrin und gezwungen, dabei zu sein, ich kann nicht weglaufen.

Dann mache ich die Erfahrung, in einer großen, ebenerdig gelegenen Wohnung zu sein, allein. In der Wohnung sind kaum Möbel; nur am großen Fenster, direkt vor der breiten Fensterbank, da steht der Stuhl, auf dem ich sitze. Draußen, auf der Straße sehe ich viele Menschen, darunter auch meine Freunde, manche sind allein unterwegs, manche in Gruppen. Die Wohnung ist von der belebten Straße nur durch eine Glasscheibe getrennt. Ich rufe laut: Hallo, kommt doch zu mir, kommt herein, besucht mich doch – ich bin so allein! Aber sie ignorieren meine Einladung ein ums andere Mal, scheinen mich nicht zu hören, laufen vorbei, gucken sich nicht um. Ich bleibe allein hinter der Glasscheibe, bin weiter zum Alleinsein verdammt. Es ist, als sei ich ein Geist, unsichtbar und unhörbar für alle, ganz aus der Welt ... Aber ich habe mich doch nicht in Luft aufgelöst! Es gibt mich doch! Auch wenn ich meinen Körper nicht spüre, weiß ich doch, dass ich noch da bin, dass ich lebe.

...

Mich erreichen inzwischen fremde Töne: Ich bekomme jetzt manchmal Geräusche von außen mit, die mich stören oder ängstigen – Lärm empfinde ich als Bedrohung: Ich höre jemand singen, einen Mann, lange und sehr laut. Ein nicht enden wollender Singsang ... Das sind so schrecklich grelle und grässliche Töne, dass sie mir bis ins Mark gehen. Mehr ein Gejaule oder ein Geheule als ein Gesang ... Er soll aufhören, er tut mir damit weh. Aber er hört und hört nicht auf! Dann eine ferne Frauenstimme: *Brinkmann, hör auf zu singen.* Da verstummt der ›Gesang‹, aber nur für kurze Zeit.

Dann widerfährt mir aber etwas Schönes: Bin bei einer Familie Burg zu Gast, in einem geräumigen Haus in Norwegen. Das allererste Mal bin ich in diesem Land. Es ist ein erholsamer Aufenthalt für mich. An einem schönen Fjord mit vielen Fischen, die man mit der Hand fangen kann. Es ist Sommer, die Landschaft weit und hügelig, in helles Licht getaucht. Ich bin nicht mehr allein. Sehr geborgen fühle ich mich jetzt und rundherum wohl. Die Familie ist sehr nett zu mir: Ich möchte gerne bei ihnen bleiben.

Aber da liegen dann plötzlich zwölf kleine Schweinchen bei mir im Bett – unvermittelt bin ich aus dem ›Paradies‹ vertrieben worden und in diese unangenehme Situation geraten. Habe richtig Platzangst, denn sie quetschen mich so ein ... sie verteilen sich von oben bis unten in meinem Bett, machen sich breit und quieken noch dazu laut – und ich kann mich nicht wehren, weil ich festgebunden bin!

Doch irgendwann gibt es für mich dann doch – zumindest für kurze Momente – auch wieder eine *sichtbare* Außenwelt. Beispielsweise in Form einer Serviette, die ich auf meinem Bett liegen sehe und auf der »Barbara-Klinik« steht. Den Namen Barbara-Klinik assoziiere ich mit Amerika: Wieso bin ich plötzlich in Amerika??? Da war ich bislang noch nie! Wie komme ich dahin??? Wo war ich vorher?

Ich habe es vergessen.

Schwester Theodolind, ein Name, den ich immer wieder höre. Theo-do-lind, ein seltsamer Name, kenne ich nicht. Kenne nur den Namen Theo. Vicky Leandros hat von einem Theo gesungen, mit dem sie »nach Lodz« fahren will, erinnere ich mich. Aber Theo*dolind*? Habe ich zuvor noch nie gehört. Wer ist bloß Schwester Theodolind? Aus welchem Land kommt sie? Das ist doch kein amerikanischer Name?!

Und dann wird mir ein neues Rätsel aufgegeben: Eine Frauenstimme sagt laut: Susanne (und damit meint sie scheinbar mich!), *werl* bloß nicht so rum! Ich kenne dieses Wort nicht: Was bedeutet das denn: *werln*?

Welche Sprache ist das?

Ach, wo bin ich bloß hingeraten? Ich weiß es einfach nicht, weiß es immer noch nicht!

...

Irgendwann richte ich die Frage ins dämmerige Außen: Wo sind eigentlich meine Eltern? (Sie müssten mich doch besuchen kommen, endlich einmal, wo ich nun schon so lange unter ganz absonderlichen Umständen hier festgebunden liege, wo immer das auch sein mag!).

Höre als Antwort: Die sind nicht zu erreichen, da unbekannt verzogen.

Wieso nur, die alte Wohnung meiner Eltern in Wien mit ihren drei Zimmern ist doch geräumig genug für zwei Menschen. Dann wieder eine Stimme: Es sind nicht zwei, sondern zwölf Personen ...

Das kann ich nicht begreifen!

...

Dann – ich weiß nicht wann – erfüllt mit einem Mal Sonne den Raum, und da sehe ich nun in dem für mich bislang immer in nachtschwarzer Dunkelheit liegenden Zimmer ein Baby liegen. Es liegt in seinem kleinen Bett neben mir, und die Sonne scheint direkt auf seinen Kopf. Ein Baby darf keine Sonne auf dem Kopf haben, fällt mir ein; sie sollen das Bettchen aus der Sonne wegschieben! Aber sie lassen es in der Sonne stehen. Wieso kümmern sie sich nicht um das Baby? Es ist zum Verzweifeln. Ich sorge mich um das Baby und muss weinen.

...

Einmal kommt ein Mann in Weiß und fragt: Wie geht es dir. Susannchen?

Warum liege ich denn hier, will ich wissen.

Du hast einen schweren Schädelbasisbruch.

...

Dann besucht mich mein Freund; da stelle ich ihm die gleiche Frage. Er sagt: du hast eine schwere Gehirnerschütterung, aber sei nicht traurig: Bald bist du wieder gesund.

Meine Antwort: Nein, das stimmt nicht, du bist doof: ich habe einen Schädelbasisbruch.

(Schädelbasisbruch ist nur ein Wort, das mein Hiersein begründet – ich weiß nicht, was es bedeutet)

...

Ein anderes ›Irgendwanneinmal‹: Schwester, meine Mutter soll kommen.

Warum, Susanne?

Ich möchte ein trauliches Tête-à-tête mit ihr halten.

(Als meine Mutter dann tatsächlich kommt, zeige ich kein Zeichen des Erkennens.)

...

Dann höre ich eine Stimme. (Sie gehört dem jungen Arzt, der mich in seiner Mittagspause täglich besucht.)

Susanne, weißt du ein Gedicht? fragt er freundlich und setzt sich zu mir ans Bett.

Ja: Mein Herz ist klein, darf niemand hinein, nur das liebe Jesulein.

Aber er will noch mehr wissen: Und ein Lied, Susanne, weißt du das auch?

Häschen in der Grube saß und schlief, liebes Häschen bist du krank, dass du nicht mehr hüpfen kannst, Häschen hüpf'.

Susanne, ich weiß, du kommst aus Wien, von wem kannst du mir da erzählen?

Von Kreisler, der hat »Gemma Taubn vergiften im Park« geschrieben, und vom Qualtinger, von dem ist der »Herr Karl«. Du fragst aber viel! Wie heißt *du* eigentlich?

Ich heiße Fritz.

Und ich heiße Susanne.

...

Eine andere Stimme: (es ist der Chefarzt höchstpersönlich!) Susanne, weil es dir schon besser geht, musst du nicht mehr lange hier auf der Station bleiben: Schon nächste Woche kommmst du auf die Frauenstation.

Wieso – bekomme ich ein Kind?

Warum sollst du ein Kind bekommen?

An das, was ich antworte, kann ich mich nicht erinnern – aber alle müssen darüber laut lachen. Überhaupt ist jetzt alles sehr, sehr laut, was von außen kommt, und es ist ganz furchtbar kalt.

...

Einmal stehen plötzlich ganz viele Menschen in weißen Kitteln um mein Bett (Chefvisite heißt das, wie ich später erfahre), und dann erfüllt eine gewaltige Bass-Stimme den Raum: »Na, Susannchen, wie geht's Dir denn heute«, tönt es unangenehm laut an mein Ohr. Diese Schreierei soll aufhören, sofort!!!

»Poltere hier nicht so laut rum, das kann ich nämlich nicht am Kopf haben!«, rufe ich deshalb empört. Kurzes Schweigen, dann ein herzliches Lachen: »Jetzt hast Du mir aber ordentlich den Kopf gewaschen, gut so: Lass Dir nicht alles gefallen! Wenn Du inzwischen so gut hörst, was ich sage, will ich in Zukunft leiser sprechen.« Allgemeines Gelächter macht sich breit. Dann sagt die Stimme in gedämpftem Ton etwas – wohl zu den anderen Weißkitteln im Raum – was ich nicht mehr richtig höre, weil ich jetzt nur noch müde bin und schlafen will.

Als ich später auf der Chirurgischen Station liege, erfahre ich von Schwester Annette, dass die Art, in der ich damals auf der Intensivstation dem Chefarzt so unverblümt die ›Meinung gegeigt‹ hätte, im ganzen Haus die Runde gemacht habe. Sie erzählt, den anderen Ärzte hätte es zuerst fast die Sprache verschlagen vor Schreck, weil ich es mit meiner Antwort völlig am nötigen Respekt fehlen ließ. Erst als der Chef, die uneingeschränkte Autoritätsperson für den gesamten Ärztestab, so amüsiert auf meinen Verweis reagierte, hätte sich allgemeine Erleichterung unter den anderen Ärzten breit gemacht.

Die letzten Tage auf der Intensivstation: Ich schlafe viel, auch tagsüber, freue mich in den Wachphasen über Besuch. Mein Freund Konstantin bestellt mir Grüße und fragt mich dann Latein- und Englischvokabeln ab, ja selbst Telefonnummern meiner Freunde soll ich ihm sagen, weil er testen möchte, ob mein Gedächtnis inzwischen wieder richtig funktioniert. Er ist ganz stolz auf mich, weil ich scheinbar nichts vergessen habe! Wenn er dann geht, bin ich sehr müde. Döse vor mich hin.

Werde plötzlich, weiß nicht wann und warum, geweckt und dann, vor einem Waschbecken sitzend, gewaschen; plötzlich ist die Schwester weg; ich bleibe nass und zitternd vor Kälte zurück.

Alles ist so extrem: die Kälte, die Einsamkeit und auch die Freude, als ich endlich wieder sehen, Menschen wieder erkennen kann.

Wenn ich heute an die Zeit meiner Bewusstlosigkeit denke, dann ist die Erinnerung daran, wonach ich mich in diesem Zustand sehnte, noch ganz lebendig: Ich wollte jemanden erreichen, wollte berührt werden, jemanden spüren. Die absolute Vergeblichkeit meiner Bemühungen, in Kontakt mit anderen zu kommen, war so sehr quälend.

Die Erfahrung, dass mich keiner wahrnahm und ich mich auch trotz aller Anstrengung nicht den anderen mitteilen konnte, brachte mich dazu, dass ich meine Anstrengungen verstärkte, weil ich diesen Sisyphos-Kampf weiterführen musste – ich hatte gar keine andere Wahl.

Diese Erfahrung ist für mein ganzes späteres Leben bestimmmend geworden. »Trotzdem nichts unversucht lassen« – unter diesem Leitspruch stand und steht mein ›zweites‹ Leben, das Leben nach der Zeit im Koma. Mit der Ergänzung: auch wenn es vielleicht nicht gelingen wird. Die Strapaze des Versuchs hält mich lebendig, gibt mir Kraft. Anstrengung, Lebenswille und Lebenssehnsucht haben mein Überleben mit möglich gemacht – es ist mir nicht nur so einfach geschenkt worden.

Der Satz von Hermann Hesse: »Damit das Mögliche entsteht, muß immer erst das Unmögliche versucht werden« ist für mich deshalb zu einem Lebensmotto geworden.

Loslassen hieß, das fühlte ich im Koma ganz klar: zerfließen, zergehen, abhanden kommen, sich auflösen, verschwinden, sterben. Es galt, festzuhalten an meiner Neugierde, an meinem Drang nach Befreiung aus diesem dunklen Verlies, in dem ich so verlasssen und völlig desorientiert lag – frierend, voller Angst, in unsichtbaren Fesseln –, sonst war ich verloren.

Das alles stand auf ihr und war die Welt
und stand auf ihr mit allem, Angst und Gnade
... Und sie ertrug es; trug bis obenhin
Das Fliegende, Fliehende, Entfernte,
das Ungeheuere, noch Unerlernte ...

(Rainer Maria Rilke: Die Erwachsene)

Erdenschwere

Das Überleben allein garantiert aber noch kein zweites Leben in Würde.

Nach knapp sechs Wochen Intensivstation komme ich in die chirurgische Abteilung. Sehr schwach, im Besitz aller fünf Sinne, aber nicht in vollem Besitz: Ich kann nicht laufen, nicht gut hören, nicht richtig sehen und meinen linken Arm und meine linke Hand kaum bewegen. Und mir ist so sehr kalt: Bei einer Körpergröße von 1.78 Meter bin ich durch die künstliche Ernährung auf 48 Kilogramm abgemagert.

Laut finde ich es, zurück in der Welt, laut, verwirrend und sehr, sehr anstrengend.

Es ist schwer, den Zustand, in dem ich mich nach fast sechs Wochen außerhalb der Zeit und der Welt befand, zu beschreiben. Ich selbst weiß auch gar nicht, wie lange ich ›weg‹ war: Mir fehlt das Zeit*gefühl* dafür. Im Koma ist die Zeit scheinbar aufgehoben, nicht erfahrbar, existiert nicht; es gibt keine Vor- oder Nachmittage, keine Morgen und keine Abende – es ist *immer* Nacht und die Uhr, die schlägt, hat kein Zifferblatt.

Ich habe auch so gut wie keine Erinnerung an den Tag, an dem ich die Intensivstation dann endlich verlassen konnte.

Weiß auch nicht den genauen Zeitpunkt, an dem ich aus dem Koma erwacht bin. War es überhaupt ein Zeit*punkt,* oder war es nicht vielmehr eine Zeit*strecke,* die ich peu à peu, Schritt für Schritt, zurücklegen musste, um wieder im Wachbewusstsein zu landen?! Diese Schritte gingen einmal vor, einmal zurück, so dass ich die Wegstrecke bei diesem Hin und Her nicht kontinuierlich – und deshalb nicht auf dem schnellsten Wege – gehen konnte, aber auf dem für mich einzig gangbaren Weg. Es war ein langer Reise-Weg, so unwegsam, dass er mich zu Umwegen nötigte, und so anstrengend, dass ich immer wieder Ruhepausen einlegen musste ...

Das Zimmer, in dem ich so lange gelegen hatte, kann ich nicht so recht beschreiben. Ich habe unterschiedliche Eindrücke von ihm: Es lag für mich erst ganz im Dunkel, dann hatte es für mein inneres Auge verschiedene Formen: Mal war es ein Raum ohne Fenster, mit Nischen, Winkeln, verzerrt, wie ein Labyrinth. Nur ein einziges Mal erschien es mir sonnendurchflutet, groß und glatt und rechteckig.

Und ich erinnere mich auch schemenhaft an Vorhänge, dunkelrot, vor einer Kabine mit einem Tischchen, auf dem ein Telefon stand ... (Ich bin nicht mehr in diesem Zimmer gewesen, danach!)

Erst knapp 30 Jahre später, als mein Vater im Alter von 83 Jahren nach einer Lungenentzündung und kurzem Herzstillstand unter dramatischen Umständen mit der Rettung ins Krankenhaus gebracht wird, betrete ich das erste Mal wieder eine Intensivstation. Es ist ein beklemmendes Gefühl für mich: Man kann nicht einfach ›so‹ reingehen wie auf eine ›normale‹ Station. Man muss beim Eingang schellen und dann warten, bis eine Schwester oder ein Pfleger kommt und einem den Zutritt gewährt – dann muss man einen Kittel überziehen. Wie viele Apparate hier überall stehen! Und wie ungemein ruhig es ist – aus den Zimmern ist nicht ein menschlicher Ton zu hören, nur das leise Surren der Maschinen, an die die Patienten hier angeschlossen sind. Auch das Pflegepersonal spricht leise; das vermittelt mir den Eindruck von Behutsamkeit. Aber das hier ist ja auch der Ort, an dem die Fragilität des menschlichen Lebens auf engstem Raum erfahrbar wird.

Mein Vater liegt still da, an viele Geräte angeschlossen, deren Namen ich nicht kenne. Sein Gesichtsausdruck ist ganz entspannnt und friedlich. Die Ärzte haben ihn in ein künstliches Koma versetzt. Einige Minuten bleibe ich bei ihm, halte seine Hand und sage ihm, er solle sich nun gut ausruhen nach den Aufregungen des letzten Abends. Er wird es mitbekommen, in irgendeiner Weise, dessen bin ich mir aufgrund meiner eigenen Koma-Erfahrung sicher. (Auch er wird überleben, aber in der Folge das bleiben, was man allgemein so fühllos und mit so wenig Achtung vor den betroffenen Menschen einen ›Pflegefall‹ nennt.

Nun ›ziehe ich um‹, werde auf eine andere Station verlegt, die chirurgische Frauenstation. Vorher war ich auf der ›Wachstation‹ (das war die Bezeichnung für das, was man heute Intensivstation nennt!), hat die Schwester mir erklärt.

Ich finde den Ausdruck komisch, denn wach bin ich in den letzten Wochen ja selten gewesen.

Das Zimmer, in das ich gebracht werde, ist hell, klein, mit drei Betten bestückt und einem Waschbecken neben der Tür.

Zimmer mit Aussicht: Ich liege in dem Bett am Fenster und sehe auf eine große, grüne Wiese. Das Grün ist so frisch und leuchtend, es muss Frühjahr sein ... Wie lange bin ich von zu Hause weg? Weihnachten war ich doch bei meinen Eltern in Österreich zu Besuch, daran erinnere ich mich noch genau ... aber danach, wo bin ich danach gewesen? Was ist danach bloß geschehen? Ich frage mich: Wieso bin ich in einem Krankenhaus?

Ich kann mich an keinen Unfall erinnern, bekomme jedoch immer wieder zu hören, dass ich »bei einem schlimmen Autounfall in Ovelgönne« (wo zum Teufel ist das bloß?) ein schweres Schädelhirntrauma erlitten habe und danach lange im Koma lag.

Ich betrachte mich – zum ersten Mal seit ich in der Klinik bin – im Spiegel, den mir die Schwester auf mein Bitten gebracht hat und bin überrascht und entsetzt zugleich: Ich habe streichholzkurze Haare und schiele, schiele so sehr, dass ich mein ›neues Gesicht‹ gleich fünffach sehe. Sind denn meine Haare nicht lang gewesen? Ich habe sie mir doch nicht kurz schneiden lasssen! Wieso sind die Haare dann ab? Wo ist mein schöner Lockenkopf geblieben?

Ich schaue in den Spiegel und mir ist, als sähe ich das Gesicht darin zum allerersten Mal: Und das bin wirklich ich??? Was ist denn mit meinen Augen los? Wieso sehe ich alles fünffach, verschoben, alles übereinander? Wieso habe ich keine Brille mehr auf meiner Nase? Wieso stehen da kleine Knöchelchen an meinem Hals raus ...?

Und was ist das für eine Narbe am Knöchel meines linken Fußes?

Dann kommt der Chefarzt zur Visite, strahlt und begrüßt mich überschwänglich: »Susanne, mein Schatz, jetzt musst du aber wieder zu Kräften kommen, du bist ja abgemagert bis auf die Knochen!« Spricht diesen Satz und verordnet mir anschließend eine Mast-Diät. Er scheint ungemein froh über meine Existenz zu sein.

Die beiden anderen Patientinnen im Zimmer registrieren des Doktors Begeisterung etwas konsterniert. Eine Gallen-, eine Magenoperation, laut Krankenblatt. Nichts Bemerkenswertes scheinbar; ich hingegen, das merke ich schnell, bin ein ganz besonderer Fall.

Dabei wird doch nichts Außergewöhnliches mit mir gemacht: morgens, noch vor dem Frühstück, werde ich – anfangs in einem Wägelchen – zum Lift gefahren, dann hinunter in die Bäderabteilung, zum Schwimmen. Das soll mir helfen, wieder laufen zu lernen. Aber noch bin ich sogar zu schwach, um ganz allein stehen zu können.

Aber ich kann, oh Wunder, schwimmen: Fühle mich dabei quicklebendig und wohl wie ein Fisch im Wasser. Im Wasser fallen alle Bewegungen so leicht, da fühle ich mich dann richtig stark. Und ich genieße es, das große Schwimmbecken meist ganz für mich allein zu haben.

Im Schwimmbad sehe ich dann auch ›das Baby‹, das im Bett neben mir auf der Intensivstation lag und dessen schutzlos der Sonne ausgesetzter Kopf mich zum Weinen brachte – allerdings erkenne ich es nicht selbst wieder: Schwester Theodolind, die mich in die Bäderabteilung begleitet hat, macht mich auf meinen ehemaligen Bettnachbarn aufmerksam. Der ist aber gar nicht im Babyalter, sondern bereits sieben Jahre alt. Nur: Ich habe ihn im Koma eben als Baby wahrgenommen.

Auch er ist noch sehr schwach und mager, auch er hatte lebensgefährliche Verletzungen, auch er hat lange im Koma gelegen, auch er war Opfer eines Autounfalls geworden. Auf dem

Fahrrad wurde er an einem Nachmittag auf einer kaum befahrenen Straße von einem Autofahrer gerammt, erlitt einen Lungenriss und andere innere Verletzungen. Da der Unfallverursacher Fahrerflucht beging, wurde der Junge erst eine ganze Weile später gefunden ... Aber, welch ein Glück: Auch er hat überlebt und wird keine bleibenden Schäden zurückbehalten. Schwester Theodolind meint, wir zwei wären die beiden Glückskinder der Intensivstation gewesen!

Ich leide, so hat der Arzt mir gesagt, unter einer ›schlaffen Hemiparese links‹: Halbseiten-Lähmung, eine zentrale Lähmung als Folge der schweren Kopfverletzung, die ich bei dem Unfall erlitten habe.

Mein linker Arm hängt an mir herunter, als sei er völlig leblos.

Ich denke immer »Schaufensterpuppe«, wenn ich ihn betrachte: kein zu mir gehöriger Körperteil, ein Fremd-Körper.

Ja, und dann mein linkes Bein. Es ist so dünn im Vergleich zum rechten, aber wenigstens spüre ich es ein wenig. Ich bin sehr wackelig auf meinen Beinen, brauche Krücken oder zumindest einen Stock. Am ehesten geht es, wenn mich jemand noch zusätzlich fest unterhakt – dann habe ich auch keine Angst, zu fallen.

Am besten aufgehoben fühle ich mich bei Schwester Ingeborg. Sie ist groß und stattlich und richtig stark. »Komm, ich begleite dich zur Toilette – ich bin das Mutterschiff«, sagt sie, und dann packt sie mich um die Taille und trägt mich dorthin. Setzt mich dann eigenhändig aufs Klo und wartet, stets irgendeinen Schlager vor sich hin trällernd, vor der Türe auf mich, bis ich fertig bin, um mich anschließend wieder zurück in mein Bett zu bringen.

Krankengymnastik, jeden Morgen in meinem Bett: Die Krankengymnastin heißt Brigitta, ist ungefähr so alt wie ich und sie bringt ungemein viel Optimismus, Lebensfreude und Helligkeit mit. Bemüht sich um meine linke Hand, das ›lahme Flügelchen‹, wie sie es nennt, und um mich. Macht mir Mut, schenkt mir ihre Zuneigung.

Die Stationsschwester, eine Nonne namens Amanda, ist klein, mager, guckt immer ganz streng und gilt deshalb allgemein als Schreckschraube. Aber mich lässt sie in Ruhe.

Schwester Annette ist ganz besonders nett, nimmt sich auch Zeit für die Seele ihrer Patientinnen. Sie lackiert mir sogar die Fingernägel richtig schön rot, weil ich so traurig darüber bin, dass ich das wegen meiner Lähmung der Hand nicht mehr selbst tun kann. Meine Fingernägel und das Wiedererlangen der Fähigkeit, sie später wieder selbst lackieren zu können, sind mir jetzt nämlich ganz besonders wichtig.

Ansonsten macht mir die Lähmung meiner linken Hand vorerst keinen großen Kummer. Ich bin doch Rechtshänderin, denke ich mir, die linke Hand ist sowieso nur meine ›Luxushand‹ – die brauche ich doch gar nicht in meinem Alltag ... Mit dieser Behinderung kann ich ganz gut leben, davon bin ich überzeugt – wenn ich mir bloß die Fingernägel wieder farblich passend zu meinen Klamotten anmalen kann. Werde ich das können???

Diese bange Frage stelle ich Schwester Annette, und sie ist da ganz zuversichtlich. Das tröstet mich.

Ich werde es, stellt sich dann später heraus, nie mehr können, trotz jahrelanger Therapien, wie traditioneller Krankengymnastik, aber auch Akupunktur, Feldenkrais etc. Aber ich bin froh, dass sich das erst im Lauf der Zeit langsam herauskristallisiert hat – so war es für mich leichter, den Verlust dieser Fähigkeit zu verkraften. Als kleiner Trost blieb mir, dass ich immerhin noch meine zehn Zehen als ›Lackierfläche‹ zur Verfügung hatte, und so konzentrierte ich mich nun auf diese: Seither erstrahlen meine Zehennägel in den schönsten Farben, passend zur Jahreszeit von silbern hin zu rosé über leuchtend rot bis zu kupferbraun, und sind eine richtige Augenweide.

Ich will mich jetzt morgens nach dem Waschen schön machen oder zumindest den Versuch starten, mich schöner zu machen: Mein Freund besucht mich doch täglich! Meine ›Frisur‹ gedeiht aber leider nur ganz, ganz langsam. Wegen der OP sind mir die Haare abrasiert worden. Ganz kahl bin ich inzwischen aber nicht mehr, immerhin ... Habe inzwischen eine Stoppelglatze wie ein Igel und entdecke sogar schon erste graue Haare!

Die Lippen bringe ich mir mit Lipgloss, den mir eine liebe Freundin bei ihrem letzten Besuch mitbrachte, auf Hochglanz, aber – es ist zu schade – meine Augen kann ich nicht mit Eyeliner schminken, und auch Wimperntusche ist nichts für mich: Dafür sehe ich zu schlecht, mein Blick ist ›zerstreut‹ – das ist Folge der Lähmung des linken Augenmuskels. Der Arzt sagt, diese werde zurückgehen, aber ich müsse noch ein wenig Geduld haben. Ich bringe doch schon so viel Geduld auf! Dabei ist Geduld noch nie meine Stärke gewesen. Geduld, Geduld, Geduld – ich kann das Wort nicht mehr hören!

Außerdem bin ich jetzt richtig dünn. Aber das finde ich überhaupt nicht schlimm – ich gefalle mir mager sogar ganz gut. Den Ärzten hingegen gefällt das gar nicht.

Der Chefarzt sagt mit ernstem Gesicht, ich dürfe nicht »unter den Hansel« kommen, das wäre gesundheitsschädigend. Ich muss trotzdem lachen: Was immer dieser ›Hansel‹ sein mag, das Wort klingt einfach komisch und amüsiert mich.

Ebenso zum Lachen bringt mich der Ausdruck ›Mast-Diät‹, ich muss dabei an Schweinemast und an die Schweinchen in meinem Bett denken ... Schweine verfolgen mich: Im Koma belagerten sie mich im Bett und erdrückten mich fast, und nun stehen sie auf meiner Speisekarte. »So eine Schweinerei«, sage ich zu Schwester Ingeborg, und beide müssen wir lachen.

Jeden Mittag ziehen nun die köstlichsten Düfte über den Flur: Ich bekomme Schnitzel oder Braten, Bratkartoffeln mit viel Speck und Zwiebeln und andere Kalorienbomben ans Bett serviert.

Ich rieche das Essen wirklich gerne, bloß ich kann nur ein, zwei Bissen essen, dann habe ich das unangenehme Gefühl, zu platzen. Magen und Darm revoltieren, die Umstellung auf feste und fetthaltige Nahrung ist – nach fast sechs Wochen künstlicher Ernährung – nicht einfach. Nachts habe ich anfangs richtig heftige Bauchschmerzen; Durchfall und Verstopfung quälen mich in abwechselnder Reihenfolge.

Einmal mache ich nachts ins Bett – ich habe meinen Darm noch immer nicht unter Kontrolle. Oh, wie ist mir das peinlich – am liebsten würde ich mich verkriechen! Die Nachtschwester überzieht mein Bett neu und sagt, das käme schon mal vor und wäre doch nicht weiter tragisch. Aber mir ist es dennoch furchtbar unangenehm.

Am Anfang werde ich noch gefüttert, dann wacht eine Schwester wie ein Zerberus darüber, dass ich auch genug esse. Aber ich esse nicht genug. Habe auch keine Lust dazu, weil das dann mit meiner Verdauung zu einem so unkalkulierbaren Risiko wird ... Der Chefarzt aber ermahnt mich eindringlich, mehr zu essen, und dann bekomme ich zusätzlich noch alle möglichen anderen Leckereien: Kuchen, Stippmilch, Mandarinen. Stippmilch mag ich am liebsten, sie ist eine Neuentdeckung für mich, die auch mein Magen gut vertragen kann. Und Mandarinen aus der Dose, auch die sind etwas Neues für mich, etwas, worauf ich mich jeden Tag freue. Die Mutter von

Konstantin gibt ihm immer eine kleine Dose Marke ›Delmonte‹ mit – die schmecken so saftig und süß.

Aber wie ungerecht auch die Krankenhaus-Welt ist. Während ich schlemmen soll und muss, müssen die beiden anderen Patientinnen auf meinem Zimmer darben. Nach ihren Magen- und Gallenoperationen müssen sie eine strenge Schon-Diät einhalten. Auf ihren Tellern duftet nichts verführerisch. Wenn ich dann mein Essen gebracht bekomme, bekommen die beiden lange Hälse und gucken neidvoll auf mein opulentes Mahl.

Ich würde ihnen ja nur zu gerne etwas abgeben, sie kosten lassen. Aber da ist nichts zu machen – ist doch immer noch eine Schwester eigens dafür abgestellt, mir beim Essen Gesellschaft zu leisten. »Ein Bissen noch«, beharrt sie, »einen Bissen schaffst Du noch«. Ich halte dagegen: »Nein, ich krieg keinen Bissen mehr runter ...«, darauf sie: »Das Fleisch hast Du noch nicht mal probiert, es ist ganz weich, koste es wenigstens!« Widerwillig schiebe ich mir daraufhin ein kleines Stück davon in den Mund. »Aber jetzt bin ich satt«, sage ich entschieden und weiß doch, dass ich auch um die Bratkartoffeln nicht herumkomme, für die angeblich immer noch Platz im Magen ist. Und so geht das dann eine ganze Weile hin und her, es wird richtig gefeilscht um jede halbe Kartoffel. Irgendwann hat sie dann mit mir Erbarmen und nimmt den halbvollen Teller mit. Ihr folgen die traurigen Blicke meiner Mitpatientinnen.

Natürlich werde ich auch regelmäßig gewogen, um zu kontrollieren, ob diese ›Mast‹ auch Erfolge zeitigt. Ist schon verrückt, denke ich manchmal – bislang habe ich nur Diäten gemacht, um ja *nicht* zuzunehmen, weil ich nur schlank schön fand und mich nie genug schön schlank gefunden hatte ... War stets im Kampf gegen überflüssige Pfunde, stets bedacht, kein Gramm zuzunehmen. Und jetzt bin ich untergewichtig! Muss schlemmen, auf ärztliche Verordnung Völlerei betreiben! Aber es ist gar nicht so leicht zuzunehmen, sondern wirklich Arbeit – das hätte ich nicht gedacht.

Immerhin: Nach einer guten Woche habe ich ein Pfund zugenommen; nach drei Wochen bringe ich sogar schon vier Pfund mehr auf die Waage

Im Krankenhaus zu liegen finde ich nicht langweilig, sondern ganz im Gegenteil überaus interessant. Ich könnte, wäre meine Schrift nicht noch total zittrig und meine Augen nicht so ›zerstreut‹, mit meinen täglichen Beobachtungen Bücher füllen: Wie verhalten sich die Schwestern zu uns Patientinnen, wie untereinander? Wie treten sie gegenüber den Ärzten auf? Und die Ärzte: Wie viel Zeit nehmen sie sich für Patienten? In welchem Ton sprechen sie mit den Schwestern? Wie ist die Kooperation der Ärzte untereinander? Wie ist insgesamt die Atmosphäre auf der Station?

Die im Krankenhaus arbeitenden Menschen sind für mich ein konstantes ›Beobachtungsobjekt‹. Die ständig wechselnden sind die Mitpatientinnen – sie zu beobachten, empfinde ich als besonders spannend: Wie unterschiedlich doch jeder Mensch mit Krankheit umgeht; wie viel an Maske dann von ihm abfällt. Wie viel Zuwendung, Trost, Neid, Ablehnung man durch andere Patienten erfahren kann. Wie viel Unterstützung man sich gegenseitig zu geben vermag. Als ich mit der am Magen operierten Mitpatientin vertrauter bin, gesteht mir diese, sie beneide mich darum, dass ich täglich von meinem Freund besucht werde. Ihr Mann könne nur selten kommen, da er beruflich sehr eingespannt sei. Sie seien schon fast zwölf Jahre verheiratet, da lasse die Leidenschaft auch nach, aber jetzt merke sie, dass sie abends oft Sehnsucht nach ihm habe. »Warum schreiben Sie ihm das nicht? Er würde sich doch sicher darüber freuen! Ich habe Briefpapier da, das kann ich Ihnen geben.« Auf diesen Vorschlag von mir reagiert sie erst mit Begeisterung. Dann kommen ihr Zweifel, denn sie meint, sie könne gar keine Liebesbriefe schreiben, und ein richtiger Liebesbrief solle es schon sein. »Könnten Sie einen richtigen Liebesbrief schreiben? Haben sie das schon mal gemacht«, fragt sie dann. »Na sicher«, antworte ich selbstbewusst und dann kommt ihr die zündende Idee, dass wir zusammen einen Brief an ihren Mann schreiben könnten. »Ich schreibe Ihnen in Stichpunkten auf, was ich ihm sagen will, und Sie bringen das in richtig schöne Sätze, ja?!«. Gesagt, getan: wir setzen uns kurz entschlossen zusammen und basteln gemeinsam einen ganz wunderbar romantischen Liebesbrief, sie schreibt ihn ab, und dann steckt sie ihn in ein Kuvert und bittet Schwester Monika, ihn unten in den Briefkasten zu stecken. Ich verspreche meiner Mitpatientin, zu schweigen wie ein Grab: Ihr Mann soll niemals von unserem Teamwork erfahren. Ich finde es schön, klammheimlich den ›Postillon d´amour‹ gespielt zu haben.

Als er sie dann zwei Tage später besucht, bringt er ihr einen großen Strauß Blumen mit und umarmt sie stürmisch bei der Begrüßung ...

Ich erlebe so viele Betten-Wechsel mit, dass ich irgendwann denke, ich bleibe als ständige Patientin – quasi mit Dauerkarte zum Vorzugspreis – übrig. Das Krankenhaus wird mir immer mehr zur Welt, ja, es ist inzwischen meine ganze Welt. Besuch, das ist für mich wie Gesellschaft von Bewohnern eines fremden Sterns zu bekommen.

Freunde kommen, froh darüber, dass ich überlebt habe: Lebensgefährlich ist meine Verletzung gewesen.

Aber das wusste ich ja nicht! Hatte im Koma nie das Gefühl: »Oh, ich bin schwerkrank«. Da, wo ich war, ist nicht der geeignete Ort für solche Betrachtungen gewesen – an diesem dunklen Ort musste ich einen Kampf ausfechten, eine Prüfung bestehen. Ich war Kämpferin, Akteurin in einem Geschehen, das zu bewältigen all meine Kraft und meinen ganzen Mut erforderte: ein stressiger Full-Time-Job, bei dem keine Ruhepausen möglich waren. Rund um die Uhr war ich damit beschäftigt gewesen, herauszufinden, wie ich dem Dunkel entrinnen konnte, in das ich unbegreiflicherweise gestürzt worden war.

Harte Arbeit hatte ich im Koma zu leisten gehabt und sie erfolgreich abgeschlossen – denn ich hatte den Aus-Weg, den Rückweg ins ›normale‹ Leben, gefunden. Raum und Zeit waren mir nun wieder bekannt, wusste ich doch jetzt, wo ich war und was ›die Uhr geschlagen‹ hatte: Es gab sie wieder, die an den Zeigern der Uhr ablesbare, zählbare Zeit: Sekunden, Minuten und Stunden. Es gab Tag und Nacht, Morgen und Abend; ich bekam wieder ein Zeit*gefühl*, hatte endlich wieder Orientierung; und auch meine Einsamkeit fand nun endlich ein Ende. Welche Erleichterung für mich!

»Hast du dich nie gefragt, warum gerade dir so etwas passieren musste?« Komische Frage, sie kommt jetzt immer wieder. Ich hatte sie mir gar nicht gestellt.

Warum sollte mir »so etwas« denn nicht passieren? Jeden Tag so viele Verkehrsunfälle auf den Straßen, so viele Tote und Schwerverletzte – warum immer nur die anderen?

Außerdem weiß ich ja nicht mal, *wie* es passiert ist, weil ich mich beim besten Willen nicht an einen Unfall erinnern kann.

Meine Erinnerung endet inzwischen damit, dass ich am Unfalltag, einem Samstagvormittag, zusammen mit meinem Freund nach W. gefahren bin, um seinen Eltern einen Besuch abzustatten. Diesmal ist Konstantin aber das Mittagessen zu Hause nicht gut bekommen, und ihm ist danach schlecht. Er möchte sich deshalb ein wenig hinlegen, ich möchte fahren, da wir abends zum Zwiebelsuppeessen bei Freunden in Münster eingeladen sind. Nach kurzem Hin und Her gebe ich nach, und wir bleiben noch. Während Konstantin sich zu Bett begibt, unterhalte ich mich angeregt mit seiner Mutter, mit der ich mich gut verstehe. Nach einer Stunde kommt Konstantin dann ins Wohnzimmer. Inzwischen geht es ihm besser, und er drängt darauf, dass wir unverzüglich aufbrechen. Nun hat sich das Blatt gewendet, denn jetzt möchte ich noch bleiben, möchte mein Gespräch in Ruhe weiterführen und erst später fahren. Das Zwiebelsuppeessen ist mir jetzt nicht mehr so wichtig – ich habe kein gutes Gefühl bei der Vorstellung, auf der Stelle loszufahren.

Aber das lässt Konstantin nicht gelten: Wir könnten unsere Freunde doch nicht versetzen, da sie fest mit uns rechneten.

Ich gebe klein bei, und wir machen uns auf den Heimweg. Danach habe ich einen ›Filmriss‹.

Deshalb weiß ich auch nur von Konstantin, dass ich mich ans Steuer gesetzt habe und losgefahren bin und dass dann bei der nächsten großen Kreuzung ein Mercedesfahrer die Stoppschilder missachtete, nicht stoppte und dann mit einer Geschwindigkeit von 100 Stundenkilometern unseren VW-Käfer rammte. Da gab es einen Riesenknall, das Auto drehte sich, die Türen sprangen auf und wir wurden beide rausgeschleudert und blieben dann auf der Straße liegen. Konstantin fiel auf sein Hinterteil, ich wurde mit dem Kopf erst gegen einen Transformatorenkasten geschleudert, bevor ich hinter dem Wagen zu Boden ging. Ganz still sei ich dann dagelegen, erzählt mir Konstantin, der unverletzt seinen Sturz überstanden hatte. Laut habe er meinen Namen gerufen, aber ich sei nicht ansprechbar gewesen. Dann erst habe er registriert, dass ich am Kopf ungemein stark blutete. Keinen Laut hätte ich von mir gegeben, und er sei voller Angst gewesen, weil er nicht erkennen konnte, ob ich überhaupt noch atmete. Da ich flach auf dem Rücken lag, sei mir das Blut in Mund und Kehle gelaufen. Plötzlich sei ihm nun eingefallen, dass er mich in stabile Seitenlage bringen müsse, um mich wieder zum Weiteratmen zu bringen und das habe er dann auch in aller Eile gemacht. Danach sei glücklicherweise schon der Rettungswagen um die Ecke gebogen ...

Immer wieder frage ich ihn nach dem Unfallhergang, wenn er mich besucht, in der Hoffnung, es würde dann vielleicht ›klick‹ machen und ich erinnerte mich dann wieder. Aber die Erinnerungslücke bleibt, und sie ist mir unheimlich: »Retrospektive Amnesie« nennt der Arzt dieses Phänomen. Und er findet es heilsam, dass sich der Organismus nach traumatischen Erfahrungen quasi durch einen »Mantel des Vergessens« zu schützen versucht, damit die seelischen Wunden besser verheilen können.

Ich bin also noch schwer traumatisiert, und körperlich fühle ich mich sehr schwach. Trotzdem empfinde ich meine Situation dennoch nicht bedauernswert. Aber alle bemitleiden mich, spätestens nachdem sie mich zum ersten Mal nach dem Unfall wieder gesehen haben.

Ihnen lag wahrscheinlich die Frage auf der Zunge, die mir ein Jahr später ein Psychotherapeut in der ersten Sitzung stellt: »Was ist das für ein Gefühl, wenn man früher ein richtig hübsches Mädchen war und nun plötzlich ein Krüppel ist?« Ich bin sprachlos. Mir bleibt die Spucke weg. Ich bin fassungslos. *Was* hat dieser Mann gerade gesagt? *Wie* hat er mich tituliert? Da sitze ich ihm in einem kleinen Raum in der orthopädischen Klinik gegenüber und fühle mich zutiefst gedemütigt. Ach, könnte ich mich jetzt doch einfach in Luft auflösen oder zumindest unsichtbar werden! Das Wort ›Krüppel‹ ist wie ein Knüppel auf mich geworfen worden. Aber diesem Knüppel kann ich vielleicht entgehen, kommt mir in den Sinn, wenn ich mich jetzt ganz in mich zurückziehe. Deshalb begebe ich mich mit meiner Seele an einen geschützten Ort, spiele innerlich mit den Begriffen Krüppel-Knüppel – wie ein Jongleur werfe ich die Worte in die Luft: Kein Krüppel ohne Knüppel oder: Der Knüppel trifft den Krüppel ... Der Therapeut fixiert mich; er scheint auf eine Antwort von mir zu warten. Dieser Therapeut hier – meint er wirklich, zu meiner Heilung beizutragen, in dem er mich einen Krüppel, also einen missgebildeten Menschen nennt? Oder will er mich schlicht und ergreifend provozieren?

»Ich glaube nicht, dass ich wiederkommen werde zur nächsten Sitzung«, sage ich und verlasse den Raum.

Ein Standardsatz von Besuchern ist: Du Arme, es muss ja schrecklich öde sein, so lange im Krankenhaus liegen zu müssen. Meine Antwort: »Es ist spannend, ich lerne hier viel Neues!« ruft Kopfschütteln hervor. Man müsse schon ein so glückliches Naturell wie ich haben, um darin etwas Gutes zu sehen.

Aber ich habe tatsächlich viel Neues erfahren und gelernt während der langen Reise, die ich in meiner Bewusstlosigkeit gemacht habe, und mein Aufenthalt in der chirurgischen Abteilung ist eine weitere Station auf dieser Reise.

Ich bin zu mir gekommen (wann, bei welcher Gelegenheit, kommt jemand schon wirklich zu sich?).

Ich war einer neuen, mir ganz und gar unbegreiflichen Situation ausgesetzt. So eindringlich und nachdrücklich bin ich da auf meine eigene Existenz hingewiesen worden. So völlig unzweifelhaft war für mich mein Da-Sein, da ich vollkommen mir selbst ausgeliefert war, oder – anders ausgedrückt – ganz und gar auf mich selbst angewiesen war. »Ich denke, also bin ich«, lautet der bekannte Satz von Descartes. Es ist diese Bewusstheit, zu sein, nicht wissend, mit welcher Identität, zu welcher Zeit und an welchem Ort, die für mich im Koma erfahrbar wurde. Wobei diese Bewusstheit im Koma vielleicht deshalb so ausgeprägt, so intensiv ist, weil das Körpergefühl wegfällt. Man ist frei von leiblichen Bedürfnissen, Beschwerden und Beschränkungen; und man ist frei von den kleinen und großen Pflichten und Verpflichtungen des Alltags – da kann sich alle Kraft einzig auf das mentale Sein konzentrieren.

Ein Satz von Peter Handke über den Begriff Abenteuer lautet sinngemäß, dass es unmöglich sei, ›das Abenteuer‹ zu definieren – für den einen sei es eine Dose, die er im Wüstensand entdeckt, für den anderen ein Kamelritt. Ein Abenteuer, das sei eben für jeden Menschen etwas anderes. Abenteuerurlaube anzubieten sei deshalb völlig widersinnig.

Ich glaube, es gibt auch nicht ›das Schöne‹, ›das Langweilige‹ oder ›das Schreckliche‹ schlechthin. Ich kann deshalb heute nicht mehr sagen: Flitterwochen zu machen, das *muss* schön sein oder im Rollstuhl zu sitzen, das *muss* ganz schrecklich sein, denn das kommt mir anmaßend vor. Ich kann es als Außenstehende gar nicht beurteilen.

Die Frage, wann ist man glücklich, wann zufrieden, wann aber kann man das Leben kaum mehr ertragen, ist ja nicht nur von der körperlichen Befindlichkeit abhängig, seelische Faktoren spielen eine genauso große Rolle: Nach meiner Beobachtung ist es so, dass man zum Beispiel oft dann am meisten darüber klagt, dass es einem schrecklich schlecht geht, wenn man ›halb‹ krank ist: einen kleinen Schnupfen hat oder einen verstimmten Magen. Dann leidet man und hadert mit dem Schicksal, weil es den reibungslosen Ablauf des Alltags stört, nicht ganz gesund und fit zu sein. Wenn man aber schwerkrank ist, einem ein schweres Unglück zustößt, das einen aus allen Lebenszusammenhängen herausreißt und die eigene Existenz bedroht, dann hat man gar nicht die Muße, zu lamentieren und zu klagen. Die Energie, die das

Jammern kostet, braucht man dann für die Bewältigung der existenziellen Krise. In dieser Lebensphase ist man sehr gefordert, lebt völlig im Hier und Jetzt, ist mit wirklich Wesentlichem beschäftigt und vergeudet seine Zeit nicht mehr mit Belanglosigkeiten, spürt mit schlafwandlerischer Sicherheit, was nun nötig ist und Priorität hat. Alles Wenn und Aber, alle Ambivalenz verschwindet lautlos in der Versenkung. Man weiß, was zu tun ist, und dann erfährt man etwas zutiefst Beglückendes: Das macht Sinn.

Mein Krankenhausaufenthalt in der chirurgischen Abteilung dauert weitere sechs Wochen. Ich fühle mich in der Barbara-Klinik wohl: Die Ärzte und die Schwestern finde ich alle sehr nett. Schmerzhaft ist für mich aber die Erfahrung, wie sehr man als Patient mitunter auf seine Physis reduziert wird: Als ob man nur Körper wäre, als ob genug schlafen, artig die Medikamente nehmen, die Therapie pflichtgemäß absolvieren und regelmäßig essen allein schon gesund machen könnten.

Ich fände es wichtig, in Krankenhäusern ›Schmusezimmer‹ einzurichten, sowohl auf der Intensivstation als auch auf allen anderen Stationen, denn ich weiß noch genau, dass der Mangel an Körperkontakt (wie es so schön nüchtern heißt) richtig trostlos und traurig macht.

So anlehnungsbedürftig bin ich, und dieses Bedürfnis kann mein Kissen nicht befriedigen. Richtig gewärmt will ich werden, das aber vermögen weder Bettdecke noch Heizung.

Ich schlafe jetzt oft sehr unruhig. Zwei schreckliche Träume kehren ständig wieder und lassen mich schweißgebadet hochschrecken: In dem einen fahre ich mit dem Lift – aber nicht hinunter in die Bäderabteilung, sondern aufwärts. Ich fahre und fahre und fahre nach oben, und er hält nicht an. Ich finde auch keinen Knopf, auf dem Stopp steht und den ich nun in dieser Not-Situation drücken könnte.

In dem anderen Traum stehe ich auf einem riesig hohen Turm und soll von da in einen klitzekleinen kreisrunden Swimmingpool springen, aber dazu fehlt mir der Mut.

Diese Träume ängstigen mich so, dass ich das Schlafengehen so lange wie möglich herauszögere. Aber womit kann man sich abends im Krankenhaus wach halten? Es gibt kein Radio, kein Fernsehen und selbst die Schnarchgeräusche meiner Bettnachbarin wirken irgendwann nur noch einschläfernd auf mich. Wenn ich doch lesen könnte – wie gerne habe ich immer nachts im Bett gelesen, stundenlang, nur ein Kapitel noch und dann doch noch ein Kapitel, ich konnte nur schwer ein Ende finden. Aber zum Lesen sind meine Augen jetzt in einem zu desolaten Zustand: Die Augenmuskellähmung links lässt mich dann manchmal doch mit meinem Schicksal hadern. Es quält mich so sehr, dass ich nicht mehr richtig sehen kann. Besuchen mich zwei Personen, habe ich bis zu zehn Gestalten vor Augen. Hände, unzählige, versuche ich zu ertasten, bis ich eine tatsächlich vorhandene und nicht nur imaginierte fühle.

Mir fällt wieder ein, dass ich stets eine Brille getragen habe, die aber nun nicht mehr da ist. Ich will sie unbedingt wiederhaben. Denn – so denke ich – wenn ich ein Brillenglas zuklebe, werde ich keine Schwierigkeiten mehr haben, richtig zu sehen. Als mir dieser Gedanke kommt, bitte ich die Schwestern, sofort meinen Freund anzurufen und ihn zu fragen, ob er weiß, wohin meine Brille nach dem Unfall geraten ist. Aber nichts geschieht, ich warte vergeblich darauf, meine Brille zu bekommen.

Dann treffe ich am nächsten Morgen, auf dem Weg zur Wassergymnastik, im Lift ›meinen Arzt‹, den Arzt, der sich auf der Intensivstation so sehr für mein Überleben interessiert und mich dort täglich besucht hat. Sehe ihn, weine, erzähle ihm von meinem Kummer. Beklage mich bitterlich darüber, dass man als Patient die Seele abgesprochen bekommt und einen keiner mehr ernst nimmt. Er hört mir zu, versucht mich zu trösten und verspricht, gleich wegen meiner Augengläser nachzufragen. Die Idee, ein Glas zuzukleben, findet er beinahe genial und will sie auf der Station publik machen ...

Zwei Tage später habe ich meine Brille wieder. Bei dem Unfall ist zwar mein Schädel, nicht aber meine Brille zu Bruch gegangen. »Scheinbar bist du nicht dickköpfig genug gewesen«, sagt Schwester Annette und klebt mir ein Pflaster auf das linke Brillenglas. Nun geht es mit dem Sehen viel besser. Mein Blickwinkel ist zwar eingeschränkt, aber ich sehe nun weder ›verschoben‹ noch habe ich Doppelbilder.

Ich bin so glücklich darüber, dass Dr. R., ›mein Arzt‹, sein Versprechen gehalten und mir zur Seite gestanden hat.

Dieser Arzt ist einer meiner Lebensretter. Es gibt mehrere: meinen Freund, der mich nach dem Unfall sofort in die stabile Seitenlage und damit zum Weiteratmen brachte (ich selbst war es, die Konstantin eine knappe Woche vor meinem Unfall erklärt hatte, wie man Verletzte in stabile Seitenlage bringt. Er wusste es nicht mehr – zu viel Zeit war seit seinem Führerschein und dem damit einhergehenden Kurs ›Sofortmaßnahmen am Unfallort‹ vergangen. Er hatte meine Ausführungen und meine praktische Demonstration der ›Seitenlage‹ zwar geduldig verfolgt, abschließend aber gemeint, bis er dieses Wissen anwenden könne, habe er es sicher nicht mehr parat!); die Ärztin, die in dem Haus wohnte, vor dem sich der Zusammenstoß ereignete, und die, als sie es krachen hörte, unverzüglich die Rettung verständigte, so dass ich nach sieben Minuten bereits im Krankenhaus notversorgt werden konnte; die Ärzte, die, als sie erkannten, dass ich in einer Spezialklinik für Neurochirurgie operiert werden muss, um überhaupt eine Überlebenschance zu haben, sofort für eine Überführung sorgten; der Arzt, der bei der Überführung in diese Spezialklinik im Krankenwagen die ganze Zeit meinen Kopf in seinen Händen barg, um ihn vor Stößen zu schützen. Dann mein Lebensretter: der Chefarzt, der mich Samstag Abend und Samstag Nacht operierte, und die Krankenschwester auf der Intensivstation, die mich täglich einer Spezialbehandlung unterzog, damit ich genügend Luft bekam und kein Luftröhrenschnitt bei mir gemacht werden musste.

Hilfreich für mein Überleben sicher auch meine Eltern und all die Freunde von mir, die fest daran glaubten, dass ich es schaffen würde.

Wie unwahrscheinlich mein Überleben war, wird mir ein Vierteljahr später bewusst, als ich in Wien bei einem Neurochirurgen bin, der als Koryphäe auf diesem Gebiet gilt.

Er liest meinen Krankenbericht, den ich von der Barbara-Klinik für meinen Erholungsaufenthalt in Wien, der als Kur gedacht ist, mitbekommen habe. Liest ihn konzentriert, guckt mich lange und nachdenklich an und sagt dann: »Mädel, da hattest du aber wirklich einen Schutzengel – was sage ich einen, eine ganze Heerschar von Schutzengeln hast du gehabt.«

»Ja, ich weiß, dass ich Glück gehabt habe.« Darauf er: »Glück? Nein, weitaus mehr als das. Weißt du, in welcher Relation man so eine Verletzung überhaupt überleben kann?« Ich schüttele den Kopf.

»So einen Unfall überlebt unter hunderttausend Menschen nur einer«. Die eine unter Hunderttausenden zu sein, ›auserwählt‹? Warum?

Eine Gnade, die mir zuteil wurde. Geschenk der Wiedergeburt. Verpflichtung für mich und Aufgabe, der ich mich manchmal so gar nicht gewachsen fühle. So viele Veränderungen in meinem neuen Leben, auf die ich nicht vorbereitet bin.

Auch mein ›erstes Leben‹ verdankte ich, das kommt mir jetzt zu Bewusstsein, einem kleinen ›Wunder‹, das meinem Vater im Zweiten Weltkrieg, sieben Jahre vor meiner Geburt, das Leben rettete: Er war als Soldat in Russland stationiert, in einem kleinen Dorf in der Nähe von Leningrad, als eine Granate explodierte und alle seine Kameraden im Soldatenunterstand in den Tod riss. Auch mein Vater lag schon auf dem Leichenwagen, mit dem die Opfer des Angriffs abtransportiert werden sollten. Da sagt eine russische Bauersfrau, dass mein Vater seinen Fuß etwas bewegt habe. Riesenaufregung! Zuerst glaubt ihr niemand. Doch sie lässt nicht locker, macht ein Riesengezeter: Zu guter Letzt wird mein Vater dann vom Leichenwagen geholt und in ein Lazarett transportiert. Er ist sehr schwer verletzt, sein linkes Bein ist zerschmettert, aber dank der Wachheit, der Aufmerksamkeit und Unbeirrbarkeit der russischen Bäuerin bekommt auch er die Chance auf ein ›zweites‹ Leben.

Verbindet uns das nicht auf eine ganz besondere Weise? Ich spreche ihn darauf an, aber wir kommen über dieses Thema nicht ins Gespräch, denn er mag nicht weiter darüber reden. Vielleicht hat mein Unfall und mein Koma bei ihm alte Wunden aufbrechen lassen ...

Geliebt wirst du nur da,
wo du schwach dich zeigen kannst
ohne Stärke zu produzieren.

(Theodor W. Adorno)

Stolpersteine

In Wien, meiner Geburtsstadt, werde ich dann im Juni meinen 22. Geburtstag feiern, den ersten in meinem zweiten Leben.

Zu Hause würde ich mich besser erholen als bei einem Kur-Aufenthalt in einer Reha-Einrichtung, wo ich wieder nur mit Kranken zusammen wäre, meinte der Chefarzt bei meiner Entlassung aus der Barbara-Klinik – er setzt auf eine raschere Genesung in meiner alten Heimat.

Wie neugeboren fühle ich mich allerdings nicht, bin oft sehr müde und erschöpft nach den Therapien im Wilheminenspital: Wassergymnastik, Unterwassermassage, Bewegungstherapie. Muss jetzt jeden Tag mit der Straßenbahn durch die halbe Stadt kurven. Das Gerüttel und Geschüttel in der Bahn nervt mich. Ich bin noch recht unsicher auf den Beinen, das Geschubse und Gedränge beim Ein- und Aussteigen macht mir Angst und verursacht mir Schweißausbrüche. Und Konstantin, mein Freund, ist über 1000 Kilometer weit weg – wenn er mich doch besuchen könnte, wenigstens zu meinem Geburtstag, der doch ein ganz außerordentlicher Geburtstag ist ... Ich bin so anlehnungsbedürftig. Ich habe Sehnsucht. Schicke ihm ein Telegramm: *Bitte, bitte komm,* steht darin – mit drei Rufzeichen! Doch er lässt sich lange bitten ... Hat so viel zu tun an der Uni, so viel versäumt, zu viel versäumt, meinetwegen, weil ich diesen Unfall hatte. Als er dann schließlich doch anreist, für einen Tag nur, spüre ich deutlich, dass vor allem Pflichtgefühl ihn dazu bewegt hat, nicht mehr Liebe. Dennoch spricht er über unsere gemeinsame Zukunft, so, als ob alles in Ordnung wäre.

Meine gute Herkunft hat mir geschenkt: die Anlage zur Freundlichkeit, zum Vertrauen. Meine gute Sehnsucht ist gewesen: das Verlangen nach höchster Vernunft und Einsicht. Hinzuerworben hat man nur die Erfahrung, dass die Menschen sich an einem vergingen, dass man selbst sich auch an ihnen verging und dass es Augenblicke gibt, in denen man grau wird vor Kränkung ...

(INGEBORG BACHMANN)

(M)EINE WELT BRICHT ZUSAMMEN

Bei meiner Rückkehr aus Wien, sechs Wochen später, erlebe ich dann einen großen Schock: Zuhause in Münster ist nichts mehr wie zuvor. Die Wohnung, in der ich zusammen mit Konstantin bis zu meinem Unfall gelebt habe, die wir zusammen eingerichtet hatten, in der wir miteinander glücklich waren, halb aufgelöst, die Bilder schon von den Wänden, Bett und Regale an eine Wohltätigkeitsorganisation verschenkt. Meine Bücher und meine Kleider liegen – fertig in Kartons verpackt – im Flur. Konstantin hat das alles während meiner Abwesenheit in die Wege geleitet, ohne mir ein Wort davon zu sagen, auch nicht, als er in Wien war.

Mein Freund, mein Gefährte, mein Geliebter will nicht mehr mit mir zusammen wohnen, hat Angst, zu wenig Zeit für sein Examen zu haben, wenn er sich um mich »in meinem Zustand« kümmern muss. Ich bin schutz- und anlehnungsbedürftig. Er geht auf Abstand.

In der halb leeren Wohnung stehe ich wie vom Blitz getroffen! Warum hat er mir kein Wort davon gesagt, mich nicht darauf vorbereitet – im Krankenhaus nicht und auch nicht, als er mich vor ein paar Wochen an meinem Geburtstag besucht hat? Ich bin völlig perplex, einfach fassungslos – es ist, als ob mir der Boden unter den Füßen weggezogen würde. Bin nur fassungslos, kann nicht wütend auf ihn sein oder gar zornig, obwohl ich das gerne können möchte, denn so zerreißt es mir fast das Herz.

Es hat den Anschein, er nimmt mir übel, dass er wochenlang so große Angst um mich gehabt hat. Ich kann das nicht begreifen: Ich habe doch *überlebt*, er kann mich doch sehen, mich wieder spüren, mich anfassen, mich streicheln, er kann mit mir reden und lachen wie vor meinem Unfall – ich bin doch noch da – zurück aus für ihn unerreichbaren Welten! Ich bin doch »sein Mädchen« gewesen. »An Kopf und Bauch« wäre er mit mir zusammengewachsen, hat er früher sein Empfinden einer Freundin gegenüber ausgedrückt. Warum reißt er uns jetzt gewaltsam auseinander? Warum lässt er mich in Stich?

Ausquartiert und umquartiert in ein Studentenwohnheim – auch dies hat Konstantin während meiner Abwesenheit arrangiert.

Ein winziges Zimmer mit Nasszelle. Im Ghetto plötzlich, aber wenigstens nicht ganz allein auf einem Flur mit zwölf Zimmern, schnell Bekanntschaften geschlossen – trotzdem isoliert.

Ich komme von *so* weit her ... aus einer anderen Welt.

Ich habe immer noch Schwierigkeiten mit dem Sehen, immer noch Doppelbilder, bin immer noch unsicher beim Laufen – die ganze linke Seite ist noch so lahm.

Gutachten über meine Verletzung werden erstellt, jede Woche muss ich nun in eine andere Fachklinik – das alles für die Versicherung des Mannes, der den Autounfall verschuldet hat. Einem Fleischer bin ich Opfer geworden, als er auf dem Weg zum Schlachten war. Als Begründung dafür, den Nachrang missachtet und zwei Stopp-Schilder übersehen zu haben, gibt dieser an, er habe es sehr eilig gehabt, weil es höchste Zeit gewesen sei, mit dem Schlachten zu beginnen.

Im Nachhinein und mit Abstand betrachtet empfinde ich das als einen makabren Scherz. Mache Witze darüber, dass er deshalb unterwegs fast mich ›geschlachtet‹ hätte.

Ein Morgen in der Augenklinik. Endloses Warten auf dem zugigen Flur. Wie unzählig viele Stunden musste ich in den letzten Wochen mit Warten zubringen. Ich empfinde das als Tortur. Aber es ist eine Tortur, der ich mich unterziehen muss, um das Schmerzensgeld zu erhalten, das mir zusteht. Die Höhe kann nur dann genau berechnet werden, wenn meine körperliche und seelische Verfassung von medizinischen Gutachtern in Augenschein genommen und dann seitenweise zu Papier gebracht wird. Das braucht viel Zeit. Meine kostbare Zeit, sie läuft mir davon.

Dann endlich Aug′ in Aug′ mit dem Chefarzt. Er ist Anfang vierzig, ein farbloser, blasiert wirkender Typ. Meine Krankengeschichte liegt vor ihm auf dem Schreibtisch. Es sind mehrere Seiten, denn ich bin ja in dieser Hinsicht kein unbeschriebenes Blatt mehr.

Beim Hereinkommen taxiert er mich von unten bis oben. Ich habe so lange Zeit vor seiner Tür auf das Gespräch warten müssen, und jetzt gibt er mir das Gefühl, ich sei es, die ihm seine Zeit stehle. In genervtem Ton fragt er mich: »Und: Was ist mit ihren Augen? Was haben Sie eigentlich für Beschwerden?« – »Ich schiele«, antworte ich wahrheitsgemäß.

Darauf der ›Gott in Weiß‹, höchst gelangweilt: »Nein, diese Frauen, ich weiß nicht, warum Frauen so eitel sind.«

Ich will ihm entgegnen, dass es nicht wegen der Schönheit allein schlimm sei mit dem Schielen, dass es vielmehr darum gehe, dass es manchmal richtiggehend gefährlich sei, so fehlsichtig zu sein. Möchte ihm von meiner Gesichtsfeldeinschränkung berichten und davon, dass ich nicht mehr richtig perspektivisch sehen kann und deshalb manchmal bei Bordsteinkanten stolpere und beim Treppensteigen ... Aber ich kann nicht kontern: Er hat mich mundtot gemacht und so habe ich keine passende Antwort gefunden. Geschluckt ... Und eh ich's mich versah, war die ›Audienz‹ beendet und ich entlassen.

Danach, bei der Behandlung in der orthopädischen Klinik, fragt meine Beschäftigungstherapeutin nach dem Ergebnis der Untersuchung in der Augenklinik. Dann kommen erst die Tränen, kommt das Gefühl der Beschämung, der Erniedrigung, der Entwürdigung wieder hoch.

Tagebucheintragung vom 24. Mai:

Heute mein Zimmer geputzt. So lange gefegt
und gewischt, dass äußerlich (= das Zimmer) alles
sauber und innerlich (= in mir drin) alles ganz leer
geworden ist.

Das Leben geht weiter; Alltag kehrt ein. Ich besuche wieder das Tageskolleg, an dem ich mein Abitur nachmachen will.

Ich darf ein Semester überspringen, weil ich bislang so gute Noten hatte – dafür muss ich Nachprüfungen in allen Fächern über den gesamten Stoff des versäumten Halbjahres ablegen. Das heißt: Nach-lernen, ich lerne in der Nacht, da die meine Zeit – neben der Schule – mit 15 Stunden Körpertherapie pro Woche ausgefüllt ist.

Eine ganz neue Erfahrung: Abhängigkeit. Ich bin auf Hilfe von anderen angewiesen. Wer holt mir ein Buch aus der Stadt? Wer geht mit mir essen? Wer schneidet mir die Zwiebeln fürs Mittagessen?

Eines Abends beim Ausziehen schaffe ich es nicht, mit einer Hand den Knopf meiner Bluse zu öffnen; Blut steigt mir in den Kopf: Ich muss es schaffen, ich kann doch niemanden mitten in der Nacht bitten, mir beim Ausziehen meiner Bluse zu helfen. Es geht nicht. Ich schlafe mit Bluse, tröste mich: Davon geht die Welt nicht unter.

Manche Männer finden meine »Hinfälligkeit« allem Anschein nach reizvoll und versuchen sich an mich ranzumachen.

Andere Männer, Medizinstudenten aus dem Wohnheim, bitten mich, meinen Krankenbericht lesen zu dürfen; für sie bin ich ein höchst interessanter Fall. Für Konstantin, meinen Freund, den so sehr geliebten, nicht einmal mehr das; Ich bin zu anstrengend, meine Hilfsbedürftigkeit nervt. Bitte keine Erwartungen und Ansprüche mehr. Andere Frauen sind schließlich nicht behindert und deshalb viel attraktiver. »Du läufst wie ein Orang-Utan.« Ich laufe wieder, inzwischen ohne Stock, aber nichts läuft, wie ich es mir wünsche.

Ich bin sehr allein. Ständige Gesprächspartner: meine Therapeuten, die behandelnden Ärzte, Schulkollegen; vor allem Fachgespräche.

Freundlichkeit, die ich jetzt erfahre: Eine Einladung zum Abendessen bei meiner Krankengymnastin, ein Kartenspiel im Wohnheim mit der netten Kommilitonin vom Zimmer nebenan.

Aber viele Menschen hier sind allein: der Pakistani, der auch in den Semesterferien nicht heimfahren kann, die Französin, deren Liebhaber verheiratet ist und die Feiertage mit seiner Familie verlebt, der Deutsche, der keinen Kontakt mehr zu seiner Familie hat und viel trinkt. Immer mehr muss er trinken, um mit seiner Traurigkeit Schritt zu halten.

Ich bin zwar allein und manchmal auch traurig, doch mir ist nicht langweilig. Ich habe so viel zu tun, dass ich manchmal nicht mal Zeit finde, mir was Richtiges zu essen zu machen. Ich habe mir ein paar große Gläser Apfelmus in mein Fach in der Gemeinschaftsküche unseres Flurs gestellt und drei Packungen Knäckebrot. Bei Hungerattacken laufe ich schnell dorthin und nehme mir einen großen Löffel, Apfelmus und Knäckebrot mit auf mein Zimmer. So kann ich dann beim Lernen nebenbei auch noch satt werden. Ich muss so viel lernen, habe ja so viel Unterricht versäumt. Englisch, das geht noch am leichtesten. Ich übersetze Plattentexte Wort für Wort, um neue Vokabeln zu lernen. Die LP »Here Goes Rhymin′ Simon« von Paul Simon kann ich bald auswendig. Das Lied »Learn how to fall, before you learn to fly« spricht mich in meiner gegenwärtigen Situation besonders an: Es ist, als ob Simon es extra für mich geschrieben hätte. Und dann gibt es auf dieser Platte noch das wunderschöne Lied: »Was a sunny day, not a cloud was in the sky, not a negative word was heard from the people passing by ...«. Ganz friedlich und getröstet fühle ich mich, wenn ich das höre. Da wird für mich Vokabeln Lernen zur Therapie.

Aber Mathematik! Dafür kann ich mich selbst so schlecht motivieren: Wie soll ich den umfangreichen Lernstoff bloß nachholen, allein? Und alle meine Mitschüler am Kolleg haben so viel zu tun, keiner hat Zeit, mir zu helfen. Ludger endlich erklärt sich dazu bereit, mit mir zu lernen – er ist sehr gut in Mathe. Ich bin froh und dankbar. Er kommt zu mir ins Studentenwohnheim, mindestens drei Abende in der Woche.

Geld möchte er nicht für diesen Job als Nachhilfelehrer. »So weit kommt es noch – ist doch klar, dass ich Dir helfe.«

Nach vierzehn Tagen reichen aber weder der Tee, den ich uns mache, noch der Kuchen oder die Süßigkeiten aus dem Tante-Emma-Laden gegenüber – er möchte ›Bezahlung in Naturalien‹. Kommt mit so dummen Sprüchen wie »eine Hand wäscht die andere«. Das war's dann wohl, denke ich ärgerlich.

Als er merkt, wie sauer ich bin, versucht er es mit einer anderen Masche und sagt, er hätte mich ja von Anfang an so toll gefunden.

Ich habe zwar große Sehnsucht nach Nähe, Zärtlichkeit und Wärme – nachts werde ich oft wach und meine, mein Freund müsse, wie früher, neben mir liegen –, will aber nicht, dass mich jemand bedrängt oder mir zu nahe tritt.

Männer: Ich hätte nie gedacht, wie viele Männer mit mir schlafen wollen. Der Koitus als Kennenlern-Ritus? Ich kann es nicht, nichts kann wachsen, zum Blühen kommen. Knall auf Fall, Lust auf Abruf, ›getimete‹ Zärtlichkeit, Erfüllung im Countdown.

Versuche, mich mit dem Satz von Bert Brecht zu trösten: »Ich komme sehr vereinzelt vor ... Unser armer Bruder Vergeltsgott sagte von der Welt: sie macht nichts«, aber manchmal macht es mir doch etwas aus, so allein zu sein, und ich bin sehr verzagt.

Ich habe solche Sehnsucht danach, in den Arm genommen zu werden. Welcher Mann nimmt einen denn ›einfach nur so‹ in die Arme? Wer A sagt, muss auch B sagen. Leichte Beute bin ich, kann kein Lächeln mehr übersehen, muss mich für jedes Lächeln bedanken.

Zärtliche Überfälle – und meine kläglichen Versuche, die Dinge von vornherein klarzustellen: »Ich möchte mit dir nur in die Kneipe gehen, aber sonst nichts« – bleiben wirkungslos, törnen noch zusätzlich an. Mein Nein wird nicht ernst genommen, und das macht mich wütend: Ich lerne, Männer rauszuschmeißen, lerne zu schreien und zu toben, vergesse dann meine Klosterschulerziehung und meine gute Kinderstube, aber es fällt mir schwer. Zudringlichkeit macht mich völlig fassungslos – ich bin nicht gut dagegen gewappnet.

Ich weiß nicht, weshalb viele Männer mich damals sexuell anziehend fanden; mich, den ›Krüppel‹, der schielte, hinkte und dessen linke Hand ein Mitschüler »Bärentatze« zu nennen pflegte. Ich fühlte mich hässlich, behindert und überfordert – physisch und psychisch. So vieles machte mir zu schaffen: Das immer stärker werdende Gefühl, Konstantin, meine Liebe, endgültig verloren zu haben, ihm lästig zu werden, mit jedem Tag mehr. Weiterhin war ich auf Hilfe angewiesen, obwohl nun schon ein Jahr seit meinem Unfall vergangen war. Wie schwer fiel es mir manchmal, mit dieser neuen Abhängigkeit fertig zu werden.

Ich wollte unbedingt über den Zweiten Bildungsweg mein Abitur nachmachen, aber es war so unübersehbar viel, was ich nachzuholen hatte, und das laufende Pensum musste ja auch noch erledigt werden. Das alles kostete so viel Kraft. Kraft gab mir damals vor allem meine Lebenssehnsucht, meine Freude darüber, noch am Leben zu sein. Manchmal überkam mich heftig und unerwartet ein ganz tiefes Glücksgefühl. Musik, die aus einem Fenster zu mir drang, wenn ich erschöpft nach Hause ging, erfüllte mich und ich hätte jubeln können: »Wie schön, dass ich dies hören kann, weil ich noch am Leben bin!« Kraft gab mir die Erfahrung von Augen-Blicken, mit denen ich gemeint war, die mir galten, für die ich noch da sein konnte.

So allein sein, dass man keinen mehr übersieht, keinen, nichts.

(ELIAS CANETTI)

WANDERIN ZWISCHEN DEN WELTEN

Ich lebe nun über einen sehr langen Zeitraum in einer Zwischenwelt, weil ich dauernd zwischen zwei Welten pendele: vormittags zum Kolleg, mittags zur Behandlung in die orthopädische Klinik – Unterwassermassage Krankengymnastik, Bewegungstherapie. Die Welt der Gesunden und die Welt der Kranken. Ich wandere zwischen ihnen hin und her, tagtäglich. Ich sehe so vieles gleichzeitig, dass sich nun für mich eine Menge relativiert.

Auf der einen Seite Schülerprobleme: Ärger meiner Mitschüler über Lehrer, eine schlechte Zensur. Auf der anderen Seite Konfrontation mit dem Alltag von Schwerbehinderten: ein kleiner Junge, vielleicht acht Jahre, Spastiker, der auf dem Flur der Station seine ersten Gehversuche macht. Er hält sich an einem Schrank fest, aber er steht, jubelt: »Ich kann stehen, guckt her, guckt alle her, ich kann stehen!« Sein Jauchzen erfüllt den Raum, sein Glücksgefühl steckt an ...

Wie da noch mit dem Schicksal hadern, bloß weil ich die linke Hand nicht mehr richtig bewegen kann? Ich kann wieder laufen, inzwischen ohne Stock – aber es ist, daran erinnern mich solche Szenen, nichts Selbstverständliches, sondern ein Geschenk.

Aber warum sollten sich Gesunde darüber freuen, gesund zu sein – sie leben ja nicht unter Kranken und Behinderten. Diese existieren zwar, aber neben uns, nicht mit uns, unsichtbar, im Ghetto.

Ich werde nun plötzlich Augen- und Ohrenzeugin, bekomme Einblick, erlebe so vieles, was mir bislang völlig entgangen ist. Das bewegt mich sehr, ohne dass ich es jemand mitteilen könnte. In meiner Zwischenwelt bin ich ganz allein. Für die Therapeuten ist der Klinikbetrieb Alltag, etwas Gewohntes, für meine Mitschüler eine völlig fremde Welt ...

Mein Begleiter in dieser Phase wird jetzt Alfred, der Zivildienst in der Klinik leistet und bei dem die Konfrontation mit Behinderten und Kranken auch am alten Selbstverständnis rüttelt. Er ist noch nicht so routiniert im Umgang mit Patienten, das heißt, er ist innerlich noch nicht so unbeteiligt, er ist noch sehr berührbar.

Dieses starke Mitfühlen und persönlich Anteil Nehmen am Schicksal der Patienten kann man, so sagt man mir, nur für kurze Zeit.

In genau dieser Zeitspanne treffe ich glücklicherweise auf ihn. Wir waren zwei Jahre zuvor beide bei den Jusos aktiv gewesen, kannten uns von der politischen Arbeit im Ortsverband, nun sehen wir uns nach unserer Arbeit.

Fast täglich gehen wir zusammen essen, in ein kleines Lokal direkt neben der Klinik: er in seiner Mittagspause als Zivildienstleistender, ich, nachdem ich das Übungsprogramm für meine linke Hand absolviert habe.

Wie froh ich jedes Mal bin, wenn Alfred am Ausgang der Orthopädie schon auf mich wartet: Nicht allein essen gehen zu müssen, das bedeutet mir viel. Ich kann dann bestellen, worauf ich Appetit habe.

Bin ich solo, beschränkt sich die Auswahl, denn ich kann mit meiner linken Hand die Gabel nicht richtig festhalten. Keine Fleischgerichte also, die man mit Messer und Gabel essen muss ... ich freue mich dann immer wie ein Schneekönig, wenn es Hackfleisch gibt oder Geschnetzeltes.

Mit Alfred an meiner Seite gibt es aber noch mehr als die Aufhebung von Essens-Beschränkungen: Gespräche, Freude, Lachen. Freude darüber, dass wir uns etwas zu sagen haben, einander verstehen können. Und: Zusammen haben wir so viel zu lachen. So beispielsweise, als Alfred erzählt, seine Mutter habe ihn neulich wegen seiner ausgesuchten Höflichkeit gelobt. Er hatte ihr bei seinem letzten Besuch in den Mantel geholfen. Eine Geste, die ihm selbstverständlich geworden ist – hilft er mir doch mittags immer in den Mantel, da ich das wegen meiner gelähmten Hand schlecht allein kann. Durch mich bekomme er noch richtig gute Manieren, resümiert er beim Kaffeetrinken ...

Weil ich immer noch Probleme mit meinen Augen habe – neben einem recht großen Gesichtsfeldausfall links auch insgesamt Schwierigkeiten, konzentriert zu gucken – kommt Alfred dann auf die Idee, nach unserer gemeinsamen Mahlzeit noch ein Patience-Spiel für zwei mit mir zu legen, das – wie ich bald bemerke – nicht umsonst den Namen »Schikanöse« hat. Er hat die Patience-Karten schon mitgebracht. Dabei muss man verdammt genau hingucken, um auch möglichst viele Karten anlegen zu können. Wer zuerst alle Karten angelegt hat, der hat gewonnen. Die ersten Runden verliere ich prompt, weil ich die Hälfte übersehe. Alfred tröstet mich: »Das ist ein gutes Augentraining für dich – das spielen wir jetzt regelmäßig nach dem Essen, quasi als therapeutischen Nachtisch. Du wirst sehen, das schärft dein Sehvermögen!«.

Sitze ich allein beim Essen, verfalle ich, mühsam meinen Teller festhaltend, oft ins Grübeln: Wie soll ich, so ganz allein auf mich gestellt, in meinem zweiten Leben klarkommen? So vieles ist ins Wanken geraten, vor allem mein Selbstvertrauen: Was kann ich mir jetzt noch zutrauen? Diese neuen Schwierigkeiten sind so massiv. Und dann stellt sich mir immer wieder die bange Frage: Ist meine Behinderung wirklich nur auf die körperliche Ebene beschränkt, wie die Ärzte mir versichern? Kann ich noch genau so klar und strukturiert denken wie vor meinem Unfall? Welche Langzeit-Folgen kann meine Kopfverletzung haben?

Wie weit wird die Lähmung meiner linken Hand durch Feldenkrais-Therapie, Massagen, Akupunktur und traditionelle Krankengymnastik noch zurückgehen? In welchem Umfang werde ich diese Hand, mein ›lahmes Flügelchen‹, wieder in Gebrauch nehmen können? Welche Abhängigkeiten von der Unterstützung anderer sind deshalb nur vorübergehend, welche werden bleiben?

Ich finde viele Antworten und keine. Mitunter sehe ich alles schwarz, finde meine Lage aussichtslos, bin so einsam an meinem Tisch, inmitten von vielen Menschen.

Manchmal kann ich mich aber auch über mich selber lustig machen: Warum mir den Kopf zerbrechen, nochmals, sage ich mir dann – er ist doch schon zu Bruch gegangen, was sollte noch Schlimmeres passieren?

Nachts aber quälen mich oft Angstträume: Ich werde durch die Luft geschleudert, jemand lässt mich erst fallen, so dass ich hart am Boden aufschlage, hebt mich dann abrupt hoch und wirft mich weiter zu einem anderen Jemand, der mich noch im Flug aufzufangen scheint, mich dann aber im letzten Moment doch fallen lässt, dann wieder hochreißt und dem nächsten zuwirft als wäre ich ein Ball, ein Spielball in den Händen anderer ...

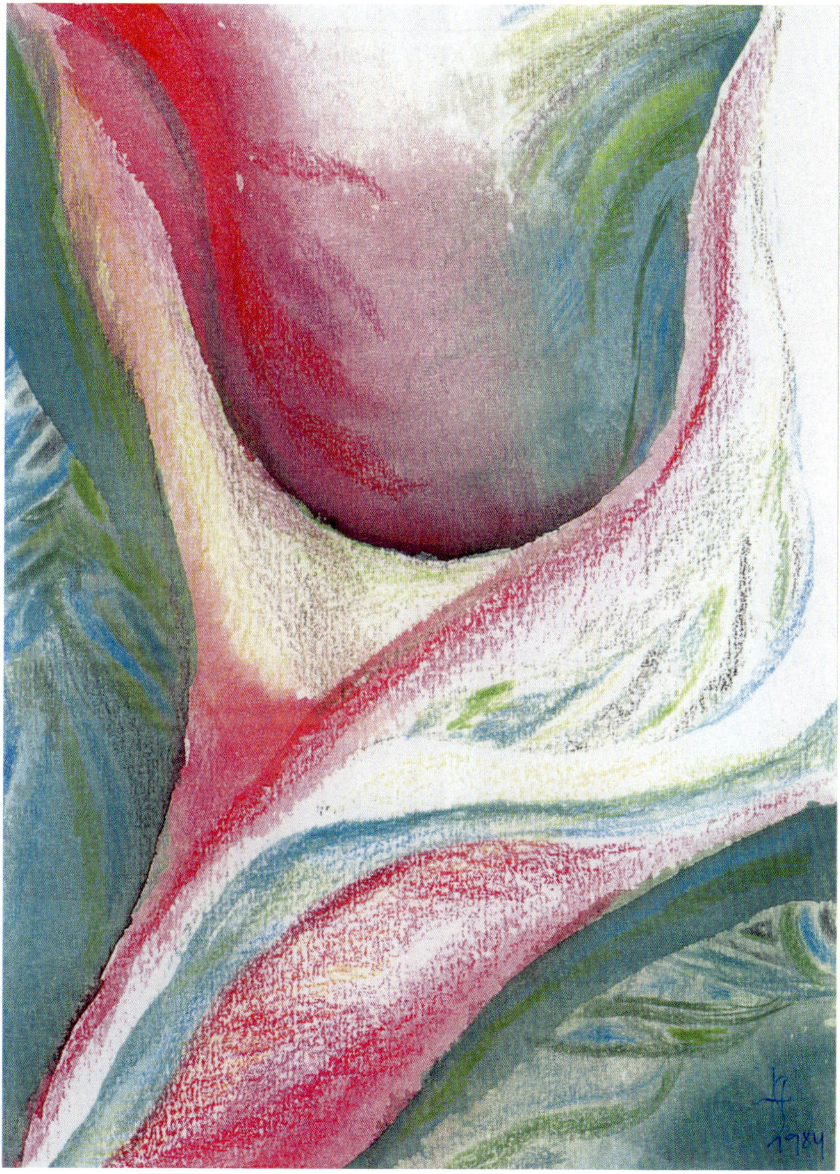

Höhlenöffnung (1984)

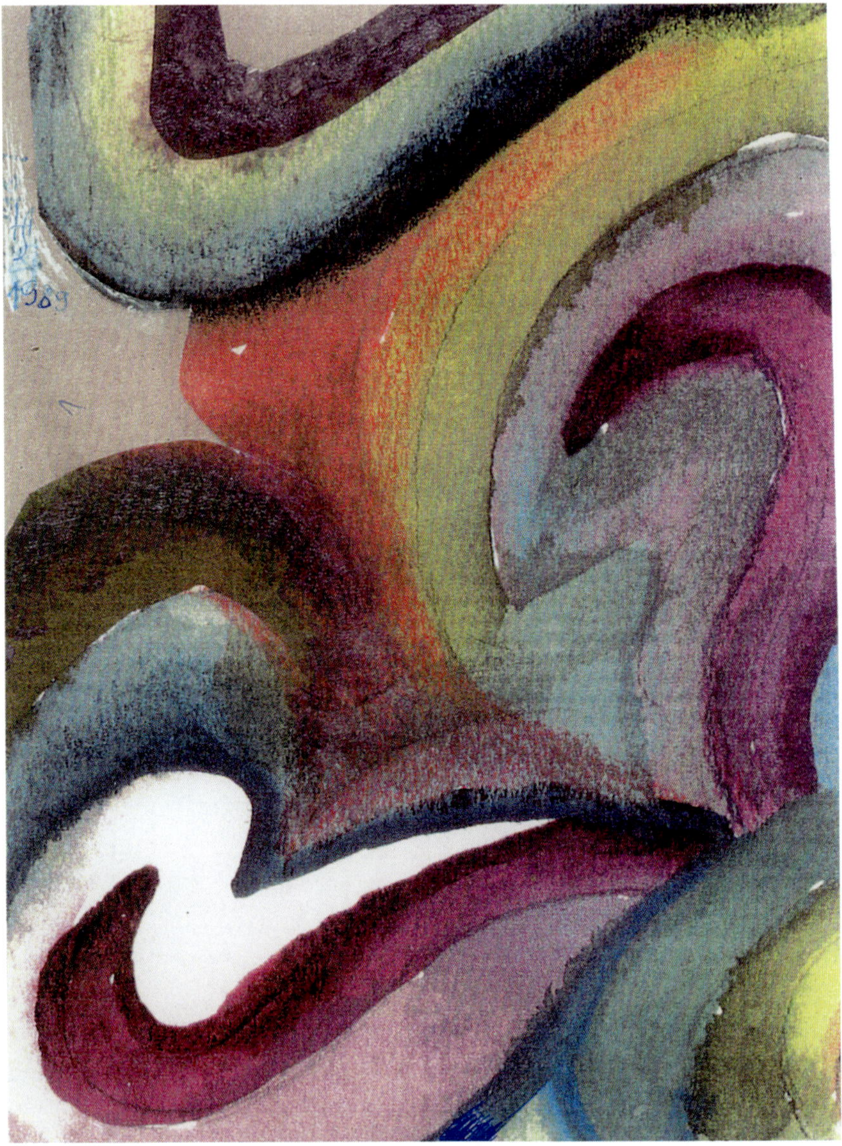

Höhlenöffnung 2 (1989)

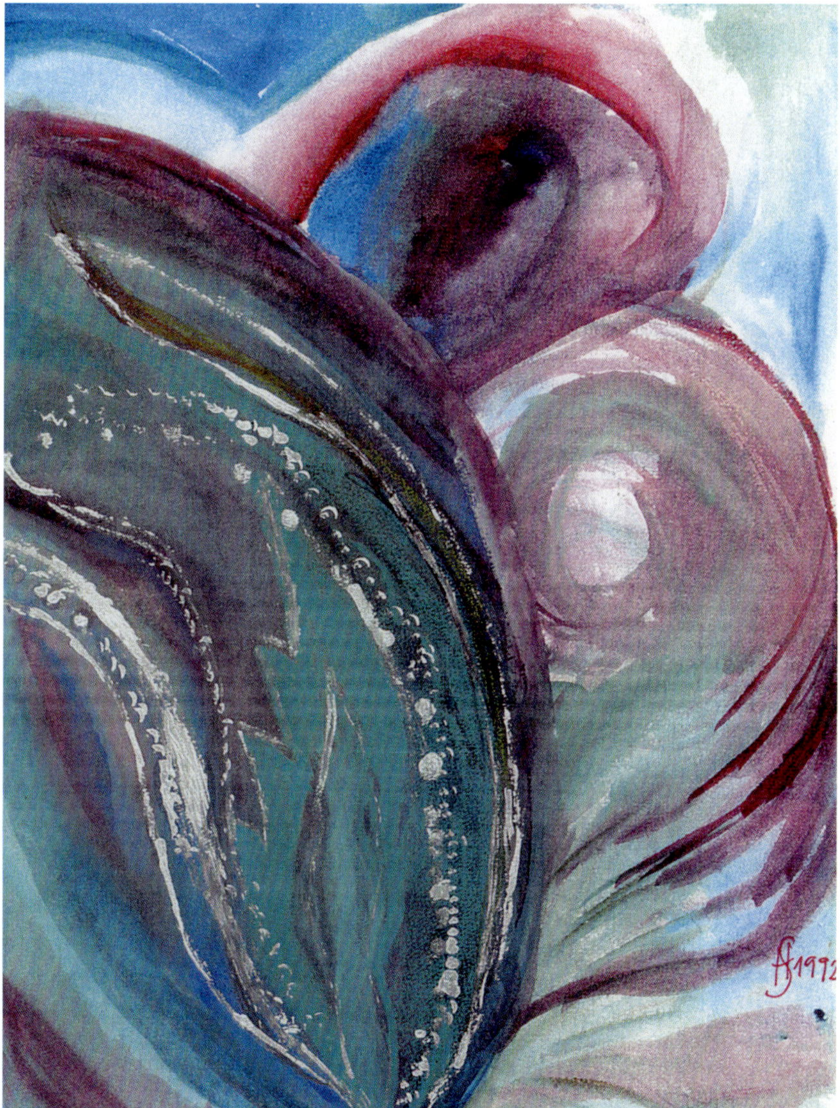

In sich selbst Zuhause sein (1992)

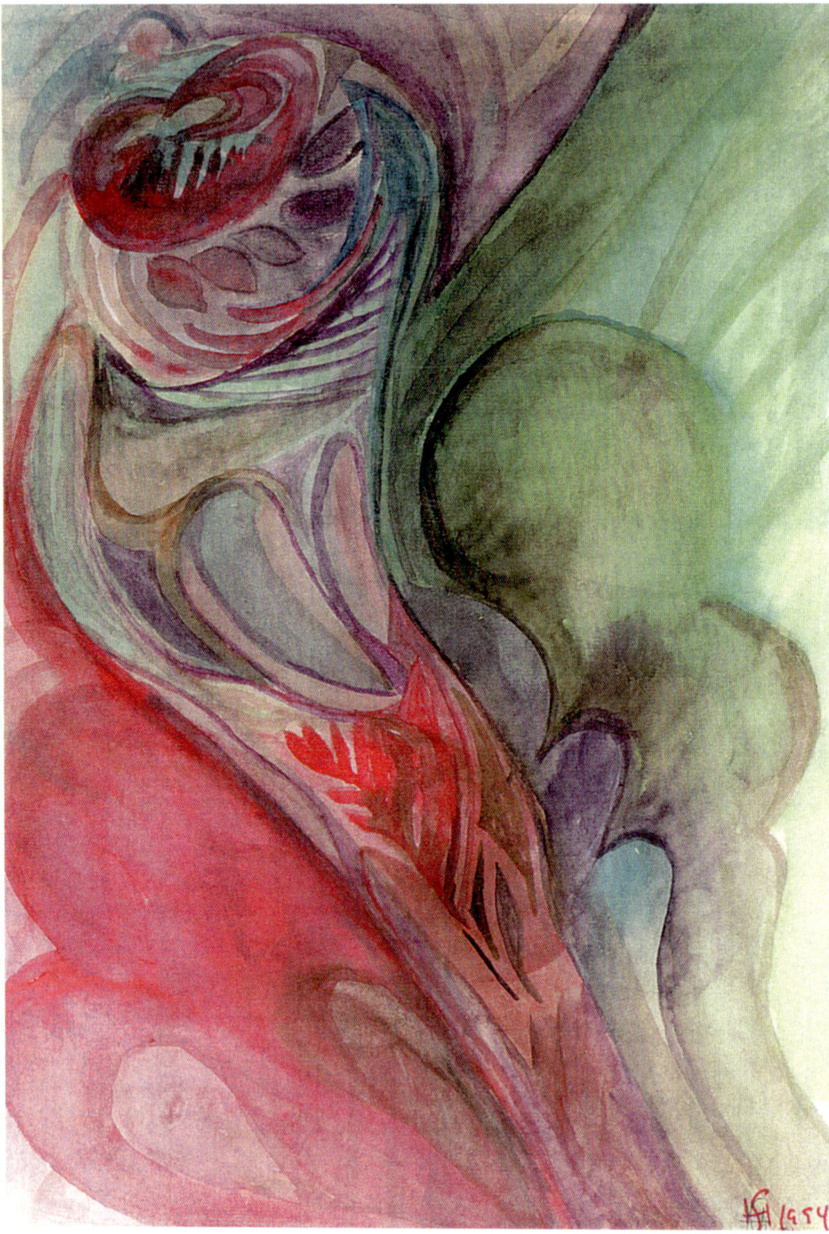

Re-birthing (1994)

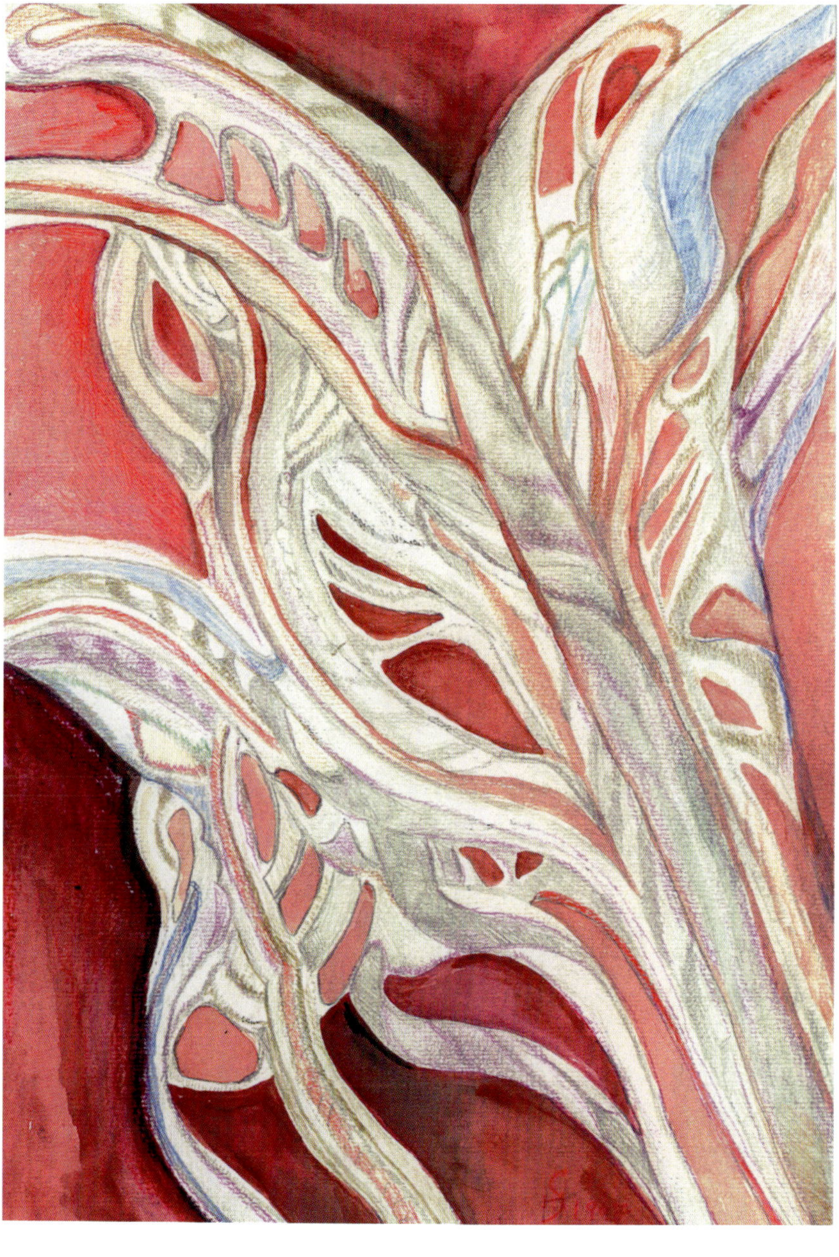

Federn lassen (1997)

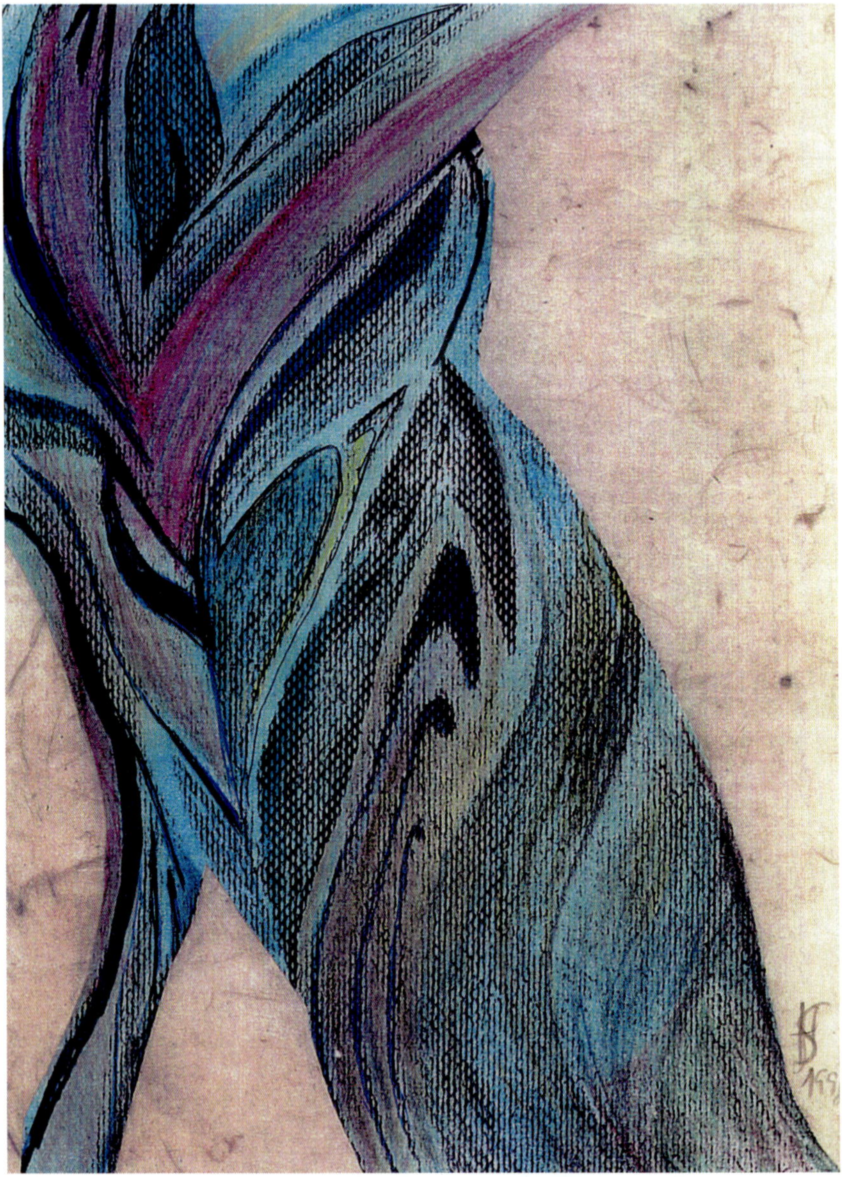

Schälungen (1998)

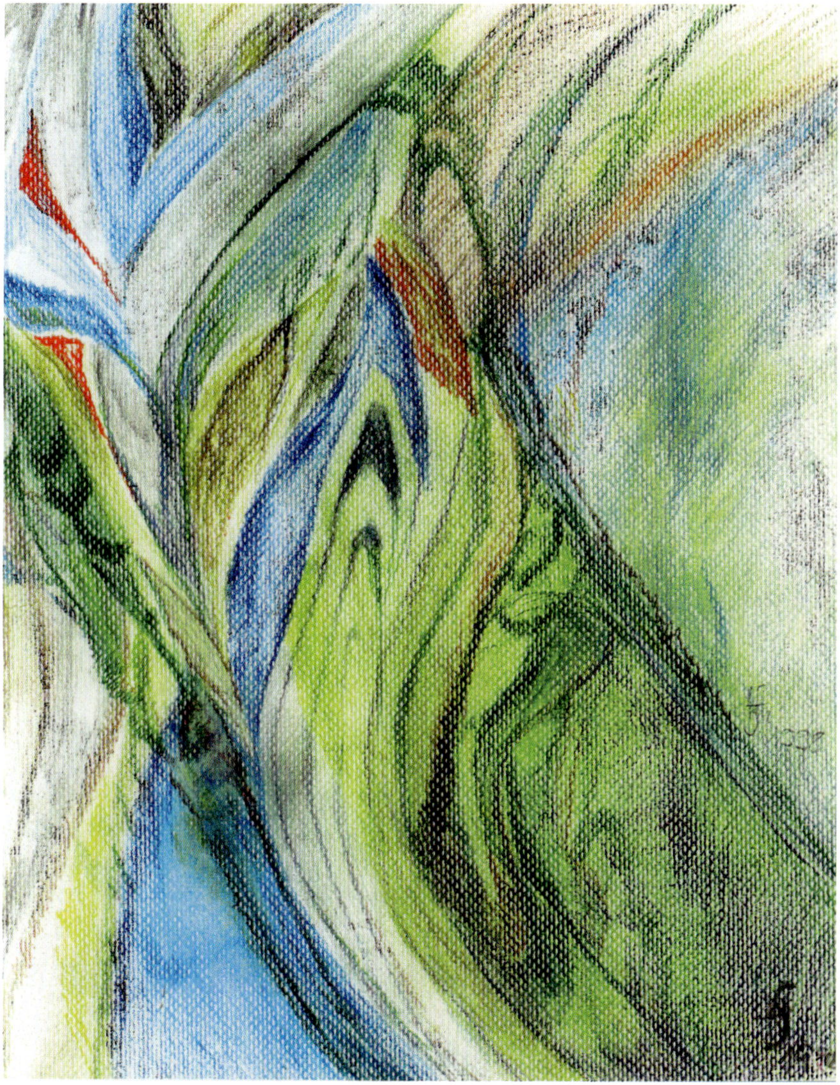

Schälungen 2 (1998)

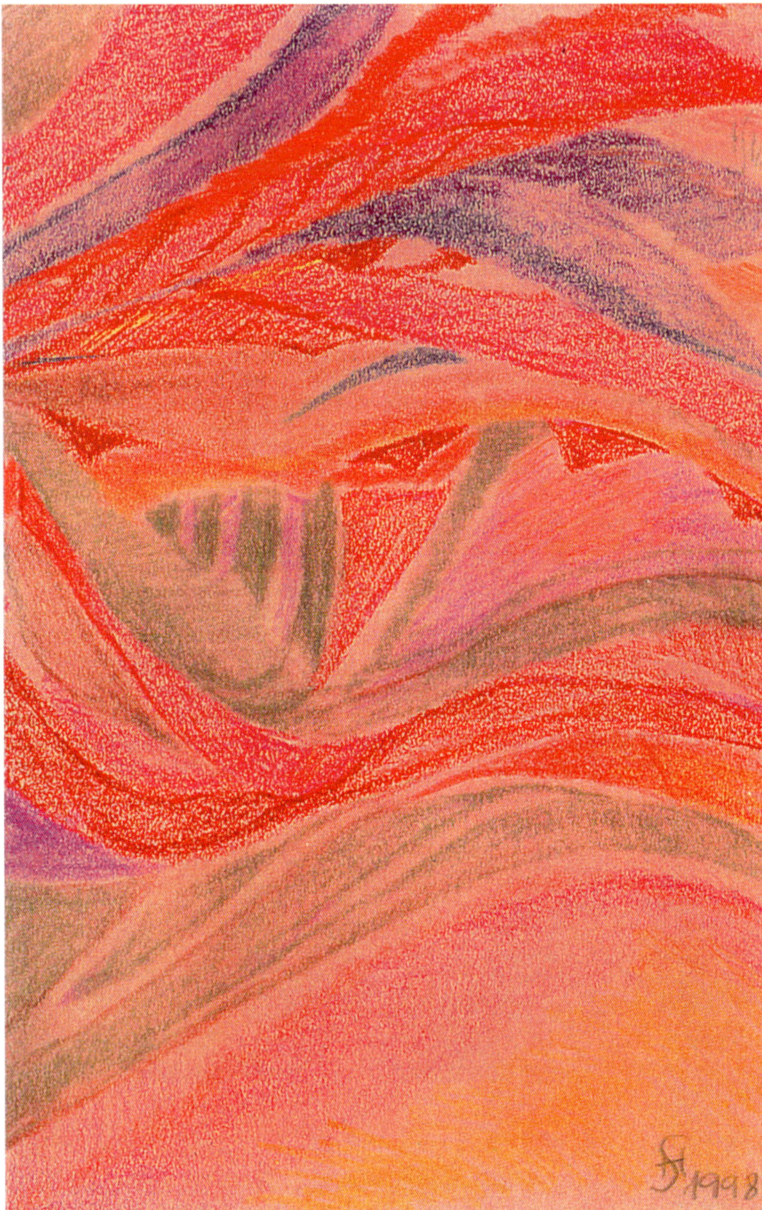

Schmerz (1998)

Hoffnung
ist eben nicht Optimismus.
Es ist nicht die Überzeugung,
dass etwas gut geht,
sondern die Gewissheit,
dass etwas Sinn hat -
ohne Rücksicht darauf,
wie es ausgeht.

(VACLAV HAVEL)

EIN PAAR LICHTBLICKE

Nur wenige Freunde von früher sind mir geblieben – und ich hatte so viele. Aber: Früher war ich gesund, jetzt bin ich behindert. Meine Lebenssituation ist scheinbar so fremd, so schwer nachvollziehbar für andere und deshalb auch von wenig Interesse für sie.

Es ist eine Übergangszeit, sage ich mir, die sieben mageren Jahre sind noch nicht vorbei, bald kommen bessere Zeiten.

Ich mache auch immer wieder Erfahrungen, die meiner Hoffnung auf bessere Zeiten Nahrung und mir Auftrieb geben.

Mitten im Abitur-Stress gucke ich zufällig mal abends Fernsehen. Da ich auf meinem alten Schwarz-Weiß-Gerät sowieso nur zwei Programme empfangen kann, lande ich schnell bei einer Sendung zu Ernst Blochs 90. Geburtstag. Ich bin fasziniert von diesem Philosophen und seiner Aufforderung, »den aufrechten Gang« zu üben, statt sich anzupassen, klein beizugeben.

Auf die Frage des Interviewers, mit welchem Gefühl er seinem Lebensende entgegensehe, antwortet Bloch: »Ich bin neugierig auf den Tod. Denn selbst wenn er das Nichts ist, bin ich doch gespannt darauf, was das Nichts ist.« Und er sagt, dass er seinen Tod nicht fürchte, zitiert dann die Worte: »Abraham starb alt und lebenssatt«, meint, dies wäre ein passender Spruch für seinen Grabstein. Wie präsent und mit Energie geladen dieser alte Mann doch ist! Gefragt, was er sich für die nächsten Jahre noch wünsche, sagt Bloch schmunzelnd: »dass mir der Tabak auch weiter schmecken möge«, und erzählt dann von Menschheits-Hoffnungen, die sich erfüllt haben und von enttäuschten Hoffnungen. Letztere seien für ihn besonders interessant. Es gelte, herauszufinden, welches die Ursachen für das Scheitern seien, um daraus für die Zukunft zu lernen. Dass er dann vom »noch nicht Gewordenen« spricht, von dem berechtigte Hoffnung besteht, dass es eines Tages Wirklichkeit wird, spricht mich besonders an.

Es ist ein gutes Omen, dass ich diese Rede hören kann. Bin ganz aufgekratzt danach, an Schlafen ist nicht zu denken. Ich setze mich nachts noch an den Schreibtisch und schreibe an Bloch ein Dankeschön. Erzähle ihm von mir und meiner Lebenssituation. Die Adresse »Herrn Professor Ernst Bloch, Tübingen« muss reichen. Schnell zum Briefkasten mit dem Gefühl: Dieser Brief erreicht ihn sicher!

Kurze Zeit später bekomme ich schon eine Antwort, handgeschrieben. Eineinhalb Seiten, die mir Mut machen. Ernst

Bloch schreibt, er sehe schon allein an meiner Handschrift – und er verstehe sich inzwischen auf Handschriften! – dass mein Leben unter dem Zeichen des Gelingens stehe, nicht des Scheiterns. Zudem hätte ich eine »geistige Heimat«, wie er es nennt. Ich muss laut juchzen, als ich das alles lese. Wie schön, dass meine Hoffnung nun durch ihn so viel neue Nahrung bekommt.

Als ich, zwei Jahre nach meinem Unfall, dann mein Abiturzeugnis überreicht bekomme, meint der Schulleiter, dass niemand daran geglaubt habe, ich würde das Abitur nach solch einem »Einbruch«, unter diesen Bedingungen schaffen. Ich muss ihm widersprechen: »Ich«, erwidere ich, »habe fest daran geglaubt«. (Davon, dass Ernst Bloch mein ›Glaubensbruder‹ war, erzähle ich ihm nichts, fühle mich aber in diesem Moment Bloch sehr verbunden.)

Wenn ich mir heute diese Zeit am Kolleg ins Gedächtnis zurückrufe, dann wundert es mich, dass mich das unsolidarische Verhalten meiner Mitschüler und das Unverständnis vieler Lehrer nicht furchtbar wütend machten. Kaum einer aus meiner ehemaligen Klasse hatte mir geholfen, den versäumten Stoff nachzuarbeiten, und ich hatte immerhin ein halbes Jahr Unterricht versäumt. Sie alle waren so sehr mit sich selbst beschäftigt, wollten doch schließlich alle möglichst gute Noten haben ...

Ich konnte mit der mangelnden Solidarität, die ich erfuhr, damals recht gelassen umgehen. Es war nicht die Zeit, mit dem Schicksal zu hadern.

Die Lehrer, die mich schon vor meinem Unfall kannten, erwarteten nach wie vor Höchstleistungen von mir, war ich doch immer eine sehr gute Schülerin gewesen. Das hieß für sie: Wenn ich nur wollte, konnte ich. Der Umstand, dass ich beispielsweise die erste Englischarbeit nach meinem Unfall ›Vier‹

schrieb, hieß für Lehrer dieser Art: Sie hat sich nicht genug angestrengt.

Und doch war es genau umgekehrt: Niemals zuvor hatte ich mich so angestrengt, so viel gearbeitet, so intensiv geübt. Aber ich hatte keine Wissenslücke zu füllen, sondern ein Wissens-›Loch‹.

Ich war ein ganzes Semester lang mit Überleben statt mit Lernen beschäftigt gewesen.

Gerne hätte ich dieses Semester wiederholt, aber laut Beschluss des Schulleiters sollte ich über den Stoff des versäumten Halbjahres Nachprüfungen in allen Fächern ablegen und konnte dann sofort in das laufende Semester einsteigen.

Das war gut gemeint, aber dieser Pädagoge hatte sich sicher keine Gedanken darüber gemacht, was es bedeutet, 15 bis 20 Stunden Therapie pro Woche zu machen, den restlichen Tag im Kolleg Unterricht zu haben, das laufende Pensum zu erledigen und zusätzlich den Lernstoff von sechs Monaten nachzuarbeiten.

Ach, unzählige Male hatte ich das Gefühl, auf dem Zahnfleisch zu gehen. Aber gerade in den Momenten größter Kraftlosigkeit kam ich mir selber näher, lernte ich mich besser kennen.

Ich sah das Leben nun von der anderen Seite, der ›Verliererseite‹. Ich hatte bislang in meiner gesamten Schulzeit niemals viel Anstrengung auf das Lernen verwenden müssen. Ich lernte leicht, ich behielt Gelerntes gut – mir fiel, mehr oder weniger, alles in den Schoß. Gerne hatte ich Mitschülern damals geholfen, aber im Grunde hatte ich nie verstanden, warum ein Schüler, wenn er nur ganz schwache Leistungen erbringen konnte, überhaupt das Abitur machen wollte: Er hatte doch sichtlich nicht die Fähigkeiten dafür.

Nun schrieb ich selber mangelhafte Klassenarbeiten; ›mangelhaft‹, eine Zensur, die ich bislang nicht gekannt hatte. Ich erzielte einen großen Lacherfolg, als ich, nachdem das erste Mal »mangelhaft« unter einer Arbeit von mir stand, den Lehrer vor der versammelten Klasse fragte, was für eine Note das eigentlich sei.

So bezahlte ich Stück für Stück für meinen Hochmut, wurde weitgehend geheilt von Überheblichkeit und Verständnislosigkeit.

Eine große Hilfe war mir, nach Phasen des Haderns mit meinem Schicksal, der Abschied vom Selbstmitleid. Ich begriff langsam, dass Selbstmitleid die größte Gefahr für mich darstellte, denn kein edler Retter würde kommen ...

Ich hatte überleben dürfen, ich war dabei, ein zweites Mal geboren zu werden. Leid schien ein notwendiger Teil des Wachstumsprozesses zu sein. Mein Leid gehörte zu mir wie meine Freude, ich wollte beides akzeptieren lernen. Leicht gesagt, schwer getan: Wenn ich dann doch wieder Anwandlungen von Selbstmitleid verspürte, stellte ich mich vor den Spiegel, sah mich an und sagte laut zu mir: Da sind deine Augen, du kannst sehen! Da ist dein Mund, du kannst schmecken! Da sind deine Ohren, du kannst hören! Da ist deine Nase, du kannst riechen! Du bist da, du lebst! Und auf ein Blatt Papier schrieb ich mir eines Tages in großen Buchstaben mit roter Farbe die Worte von Ingeborg Bachmann: »Steh auf und gehe, dir ist kein Knochen gebrochen.« Dieses Blatt Papier befestigte ich gut sichtbar neben meinem Bett, so dass beim Aufwachen mein Blick darauf fiel.

Den sicher stärksten Halt aber gab mir, dass ich seit meinem 15. Lebensjahr überzeugte Existentialistin war. Damals hatte ich Jean-Paul Sartre und seine Philosophie für mich entdeckt und mich fortan schwarz gekleidet, um meine Weltanschauung auch nach außen hin sichtbar zu machen. Drastische Formulierungen Sartres wie die, dass der Mensch »eine ganz gemeine

Marmelade« sei, beeindruckten mich tief. Und Sartres These, dass der Mensch ein Entwurf sei, der die Aufgabe habe, sich in die Zukunft zu entwerfen, half mir damals enorm, eine Orientierung zu bekommen, meinen Standpunkt in der Welt zu finden, erwachsen zu werden.

Und jetzt, in dieser schwierigen Phase des Neuanfangs, hatte ich den Eindruck, hautnah zu erfahren, was Sartre mit dem Satz »Der Mensch ist zur Freiheit verurteilt« vermitteln wollte. Ich war in mein neues Leben geworfen worden, allein, voll und ganz für mich selbst verantwortlich. Hatte immer seine Worte im Ohr: »Der Mensch ist nichts anderes, als wozu er sich macht«. Für mich waren sie immer eine ›Aufforderung zum Tanz‹, ein probates und oft benötigtes Heilmittel bei depressiven Anwandlungen und ein hochwirksames Anti-Resignationsmittel.

Der Regen fällt nicht zurück nach oben.
Wenn die Wunde nicht mehr schmerzt,
schmerzt die Narbe.

(Bert Brecht)

Startprobleme

Dann habe ich endlich mein Abitur – nun soll alles anders werden. Ein neuer Abschnitt in meinem Leben beginnt: ich besuche die Hochschule, immatrikuliere mich für die Fächer Germanistik, Philosophie und Kunstgeschichte. Mein ursprüngliches Vorhaben, Psychologie und Publizistik zu studieren, habe ich aufgegeben. Für Psychologie – als Numerus-Clausus-Fach – waren meine Abiturnoten zu schlecht und Publizistik sei, so sagt man mir in der Studienberatung, als Studiengang nicht zu empfehlen. Deshalb entscheide ich mich für Germanistik, wegen meines Interesses für Literatur, das mich Buchhändlerin hatte werden lassen, für Philosophie, weil mir das Nachdenken über das Leben so wichtig und notwendig zu sein scheint, und für Kunstgeschichte, weil für mich, aufgewachsen in Wien, Kunst ein prägender Bestandteil meines Lebens ist.

Wie glücklich bin ich, als ich die ersten Seminare und Vorlesungen an der Universität besuche. Aufregend und verwirrend ist noch alles für mich, aber ich genieße es richtig, eine von vielen Studierenden zu sein, kein ›Sonderfall‹ mehr wie am Kolleg, sondern eine ganz normale Studentin; ›ordentlich‹ eingeschrieben, ein unbeschriebenes Blatt an der Hochschule.

Tagebucheintragung, 19. Oktober:

> *Zu studieren beginnen, desorientiert von einem Dozenten zum anderen laufen, von einem Gebäude ins andere, Vorlesungsverzeichnisse studieren, Erstsemester-Infos überfliegen. Studienberatung: schwammige Antworten erhalten, nichts Konkretes in Erfahrung bringen können. Nach einer Woche an der Universität nicht viel klarer sehen, noch lange kein Durchblick. Es ist sehr viel Neues, das auf einen einströmt: Neue Menschen, so viele neue Namen, Studenten, Assistenten, Lehrbeauftragte, Professoren. Manche Lehrende haben Namen, die bei mir bestimmte Assoziationen, bestimmte Vorstellungen provozieren, die dann bei der Entscheidung für oder gegen den Besuch einer Veranstaltung eine Rolle spielen: Steinberg oder Binder? Kaulbach oder Blumenberg?*
>
> *Neugierde, langsam das Bewusstsein bekommen, dass sich nun wirklich etwas ändert. Ein neuer Lebensabschnitt, ein anderer Lebensrhythmus, neue Inhalte.*

Nach wie vor gehe ich zur Krankengymnastik, jetzt aber nur noch einmal pro Woche. Den Termin hierfür schiebe ich zwischen zwei Seminare – die Ergotherapeutin mit dem ungewöhnlichen Vornamen Grita hat ihre Praxis keine fünf Minuten vom Fürstenberghaus, wo ich meine Germanistik-Pflichtveranstaltungen absolviere. Ich sehe, was die Lähmung meiner Hand anbetrifft, zwar trotz allen Trainings keine sensationellen Verbesserungen. Gut Ding braucht eben Weile, ermuntere ich mich selbst. Obgleich mir fast drei Jahre Krankengymnastik eigentlich wie eine Ewigkeit vorkommen, auf jeden Fall mehr als eine lange Weile ...

Langeweile habe ich jedenfalls nicht. Körper und Geist sind ständig gefordert.

So viel ist gleichzeitig zu lernen: Um neun Uhr morgens: Handgelenk links heben, Daumen abspreizen, Finger beugen, Finger strecken, um 11 Uhr dann generative Transformationsgrammatik (von uns Studenten scherzhaft ›Degenerierte Frustrationsgrammatik‹ genannt), um 14 Uhr die wichtigsten Elemente der literarischen Rhetorik, und am späten Nachmittag dann die Dialektik bei Hegel, die Hauptgedanken in Kants Kritik der reinen Vernunft.

So vergehen rasch Oktober und November. Knapp einen Monat später bin ich dann wieder bei einem Arzt, weil ich schon längere Zeit unter Rückenschmerzen leide. Ich werde geröntgt. Das Ergebnis der Untersuchung trifft mich wie ein Schlag: Nierensteine, so groß, dass eine Operation unumgänglich ist. Der Arzt schreibt mir sofort eine Überweisung für das Krankenhaus. Ich soll keine Zeit verlieren und mich umgehend in stationäre Behandlung begeben. Der Unfall hat mich wieder eingeholt: Die herabgesetzte Tätigkeit der inneren Organe während der Zeit meiner Bewusstlosigkeit hat, so erklärt mir der Arzt, das Entstehen der Nierensteine verursacht oder zumindest begünstigt.

Wird das denn niemals ein Ende haben? Mein Körper und mein Geist scheinen Kontrahenten geworden zu sein. Diese Abfolge von Erkrankungen lenkt mich viel zu sehr von einer ausreichenden intellektuellen Beschäftigung ab. Die Zeit vergeht, und für meine geistige Weiterentwicklung bleibt viel zu wenig Raum. Dieses Gefühl des Ausgeliefertseins, der Machtlosigkeit meinem eigenen Körper gegenüber macht mir Angst, macht mich so mutlos, ist lähmend. »Das geht mir an die Nieren«, wie der Volksmund so schön sagt. Nierensteine, steinhart in meinem Körper. Jetzt muss ich stark sein, ohne weiter zu verhärten.

Wieder Krankenhaus, diesmal in Hiltrup, wieder Desinfektionsmittel-Gerüche, wieder ›Weißmacher‹: Ärzte, Krankenschwestern, wieder Operation, wieder Krankenzimmer, wieder am Dauertropf hängen – flach auf dem Rücken. Die Infusion ist mit einer Schiene am rechten Arm festgemacht, die Venen an meinem gelähmten linken Arm sind zu schlecht für den Tropf – so bin ich in meinen Bewegungsmöglichkeiten völlig schachmatt gesetzt. Wieder das mir schon bekannte, so entsetzliche Gefühl des Festgebunden-Seins, des völligen Ausgeliefert-Seins. Jetzt aber bin ich immerhin stark genug, um mich dagegen zu wehren. Ich schaffe es – nach mehreren Anläufen –, den Tropf mit meiner lahmen linken Hand herauszureißen, und verursache ein kleines Blutbad. Von nun an bekomme ich aber den Dauertropf am Knöchel meines rechten Beins angebracht – ein kleiner Erfolg, immerhin.

Ich habe Schmerzen nach der Operation und bin zwei Tage wie in Trance. Hohes Fieber und eine furchtbare Mattigkeit; Hitzewallungen und das Gefühl, auszutrocknen. Die Tage vergehen, der Schmerz als ständiger Begleiter.

Aufwachen, Schmerzen, sich aufrichten, Schmerzen; sich waschen, Schmerzen; eine Spritze und noch eine, Blutabnahme. Mein Blut scheint versiegt zu sein, fünf vergebliche Versuche, dann erst – endlich – Erfolg. (Die Haut in meiner Armbeuge ist als Ergebnis der ganzen Stecherei grün und blau verfärbt und juckt stark.) Verhärtet sind meine Venen nach den Wochen Dauertropf in der Bewusstlosigkeit.

Wie elend sich ein Mensch fühlen kann. Diese ewigen Schmerzen, dennoch die Überwindung aufbringen, sich von links nach rechts zu rollen. Wie weh das tut – mir wird angst und bange.

So schlimme Schmerzen musste ich zuvor noch nie ertragen. Dagegen war mein Zustand nach meinem Schädelbasisbruch ein ›Klacks‹. Ich erinnere mich nicht daran, Schmerzen empfunden zu haben, als ich aus dem Koma erwachte – sehr schwach war ich, wackelig auf den Beinen, hatte wegen meiner Augenmuskellähmung mit einer wahren Bilderflut zu kämpfen, aber weh tat mir in diesen ersten Wochen meines zweiten Lebens nichts. Und zuvor, im Koma, hatte sich mein Körpergefühl eine ›Auszeit‹ genommen, ich spürte ihn überhaupt nicht mehr. Dieser Körperschmerz, diese ununterbrochene, nicht enden wollende Erfahrung des Verwundet-Seins, ist neu für mich.

Kranksein, im Krankenhaus liegen. Und morgen? Wieder der gleiche Tagesablauf, nach dem gleichen Schema, immer wieder neue Schmerzen. Frisch ausgeschlafen scheinen sie mich zu erwarten, wenn ich morgens von der Schwester geweckt werde. Mein Kreislauf funktioniert nicht mehr richtig. Meine Haut mag die Medikamente nicht, die ich täglich einnehmen muss: Ich habe Hautausschlag. Das Gefühl, Ameisen laufen in meinem Gesicht und auf meinem Hals herum.

Meine Bettnachbarin ist 16 Jahre alt, dies ist ihr erster Krankenhausaufenthalt – sie hat ihre Nierenoperation noch vor sich. Wir machen es uns zusammen schön: unterhalten uns, spielen Gesellschaftsspiele, haben richtig Spaß miteinander, vergessen dann mitunter das Kranksein.

Freunde besuchen mich. Vor ein paar Wochen habe ich noch meine Freunde besucht, in ihrer Ferienwohnung. Es scheint, als wäre das Krankenhaus nun meine ›Ferienwohnung‹, ein Ort, an dem man mich, wenn man mich besuchen will, sicher erreicht.

Lange Nächte, in denen der Schlaf nicht kommen will. Die Minuten vergehen so grausam langsam: Die Schmerzen und das Denken lassen sich nicht abstellen. Das Ertragen des Augenblicks, das Ertragen der Angst und der Schmerzen ist so unerträglich schwer: Unerträglichkeit des Ertragen-Müssens.

Aber auch diese Zeit hat ein Ende. Zum Glück gibt es die Fähigkeit, vergessen zu können. Ich kann mich der Schmerzen kaum noch entsinnen. Kann weiterleben, weil ich sie vergessen habe. Habe wieder Mut und empfinde Freude, zu leben.

Die letzten Tage im Krankenhaus erlebe ich wieder mehr als Beobachterin. Oft bin ich verwundert: Ich erlebe Patientinnen, die nicht müde werden, allen ihre Krankheitsgeschichte zu erzählen, stundenlang – mit einer Hingabe, einer Genüsslichkeit, die ich schon fast obszön finde. Krankheit ist selbstverständlich Thema Nummer eins in den Krankenzimmern, auf den Fluren, im Treppenhaus, im Aufenthaltsraum. Ich kann sehr gut verstehen, dass man Aussprache nötig hat. Befremdlich für mich: der Tonfall, in dem oft erzählt wird. Er verrät tiefe Befriedigung darüber, dass man auch mitreden kann. Sich stimulieren an Krankheitsgeschichten? Diese seltsame Genugtuung, die deutlich wird, wenn man noch ein bisschen mehr gelitten hat als der andere. Es scheint einen Zwang zu geben, den anderen überbieten zu müssen, bei der minutiösen Schilderung der Stationen des eigenen Leidensweges ...

Ich erlebe das als traurige Schaukämpfe: Schauplatz Krankenhaus.

Genüsse nach meiner Entlassung: mich endlich allein in einem Zimmer aufhalten zu können, nach vier Wochen Dreibett-Zimmer; laut Musik hören, lesen, schreiben, zeichnen, spazieren gehen, faulenzen.

Ein Kinobesuch: »Die Ansichten eines Clowns«, nach dem Roman von Heinrich Böll. Der Vater fragt in einer Szene den Sohn wegen dessen finanzieller Misere: »Hast du dir nichts erspart?« Der Sohn, hintergründig: »Nein, ich habe mir nichts erspart.« Der Satz berührt mich. Ich habe mir auch nichts ›erspart‹, fühle mich schwach und leer, tauche in mir unter. Brauche Zeiten der inneren und äußeren Ruhe. Mein Geld ist knapp. Die frische Operationsnarbe schmerzt. Wieder habe ich das Gefühl, dass ich nichts mehr verkraften kann, dass sich der nun seit über drei Jahren währende Kampf, wieder zu Kräften zu kommen, nur verschärft. Möchte weg sein, mich in Luft auflösen, erlöst sein von allem, mich gelöst, frei, heiter, stark fühlen können. So hart ist es manchmal, allein zu sein, nichts teilen zu können. Fühle mich mit dem, was in meinem Kopf und in meinem Herzen vorgeht, nun schon so lange allein ...

Tom Rapp trifft mein Lebensgefühl mit den Sätzen: »Was a time / lost on Mobius street / with no where to go / well, the times are so low / couldn't find another rainbow« so genau ...

Lesen, schreiben, nachdenken, arbeiten – bewusst zu leben versuchen.

Auf Erden gibt es Straßen und Wege viel
Sie haben alle das selbe Ziel
Du kannst gehen und fahren zu zwei´n oder zu drei´n
Den letzten Weg mußt du gehen allein
Drum ist auf Erden kein Mittel so gut
Als daß man alles Schwere am besten allein tut

(Hermann Hesse)

Es geht voran

Ich tue viel und es tut sich viel: Ich jobbe als Kinderfrau, gebe Nachhilfestunden, studiere, gehe regelmäßig zur Krankengymnastik, zur Unterwassermassage, zum Schwimmen. Ich bin sehr allein, aber das heißt auch: Ich sehe mehr und übersehe weniger, gehe jetzt mit offeneren Augen durchs Leben.

Im Schwimmbad mit Eva, neun Jahre. Sie ist die Tochter der Frau, bei der ich wohne, nachdem ich nach dem Abitur aus dem Studentenwohnheim ausgezogen bin. Ich betreue Eva oft, weil ihre Mutter voll berufstätig ist. Eine Schulfreundin, die sie in der Schwimmhalle entdeckt, fragt sie: »Wer ist die Frau, mit der du hier bist? Ist das deine große Schwester?« Evas knappe

Antwort: »Nein.« – »Deine Mutter?« – »Nein.« – »Deine Freundin?« – »Ja, das ist meine große Freundin.«

Und so gesehen bin ich natürlich nicht allein, nur eben ohne männlichen Partner. Ich lebe ein Single-Dasein. Fühle manchmal nicht mehr, dass ich eine junge Frau bin, frage mich manchmal, ob ich Männlein oder Weiblein bin.

Im Spiegel guckt mich ein ›Kindermädchen‹-Gesicht an.

Habe Sehnsucht nach erfreulichen Begebenheiten. Ich bin schon froh, wenn die Sonne morgens in mein Zimmer lacht oder der kleine Kater Oskar um mich rumschnurrt: Es ist Leben. Aber manchmal nützt mir das alles nichts, dann nützen mir auch meine gescheiten Bücher nichts und mein Wissen um die Notwendigkeit der Erfahrungen mit der Einsamkeit. Ich komme mir dann zur Einsamkeit verurteilt vor. Einsamkeit, die mich so viel älter fühlen macht als ich bin.

Was gilt es zu tun, was gibt es zu finden?

Ich habe die Rolle der Beobachterin inne: Um mich herum scheinen gerade alle zu irgend etwas oder irgend jemand zu flüchten. Aber ich kann nicht flüchten. Ich will, wenn es sein muss, durch die Tiefen hindurch, mein seelisches Tief ertragen, wenn mir dadurch der Sinn all des Treibens, das sich Leben nennt, offenbar werden kann. Klarer, entschiedener möchte ich werden.

Aber: Wie lässt sich das Denken und das Tun auf das Wichtige beschränken? Will mich nicht in lauter Nebensächlichkeiten verlieren, sondern auf der Suche nach mir selbst bleiben.

Wieder an der Uni: Ein neues Semester läuft, und ich laufe zu Vorlesungen, Übungen und Seminaren. Es gibt viel zu lernen, und ich lerne gern. Ich stürze mich ins Getriebe. Lerne einige meiner Kommilitoninnen und Kommilitonen besser kennen. Sich kennen *lernen*: Manchmal begegnen wir uns in einem Seminar. Ein waches Gesicht fällt mir auf, ich muss es nicht suchen. Die wachen Männergesichter machen eine Sehnsucht in mir wach. Sehnsucht nach Ergänzung. Kurze Begegnungen. Ausprobieren, was man sich zu geben hat: mit Kopf und Bauch, mit Haut und Haar. Dann weiterziehen, zum nächsten Gesicht.

Ich merke, dass allein der Umstand, dass ich aus Wien komme, mich interessant macht: »Kennst du die Wienerin?« Wienerinnen gelten allgemein als charmant. Um nicht in diese Schublade gesteckt zu werden, erzähle ich bei den nächsten Uni-Feten, ich käme aus Neheim-Hüsten.

Meine Behinderung ist nicht augenfällig, und daraus ergeben sich manchmal Missverständnisse. So beispielsweise, als mich ein Kommilitone bittet, ihm aus der Cafeteria des germanistischen Instituts, wegen ihrer Lage im Keller und ihrer wenig anheimelnden Atmosphäre allgemein nur ›Kakaobunker‹ genannt, einen Becher Kaffee mitzubringen. Als ich das – mit Bedauern – ablehne: »Sorry, kann ich nicht«, wird er leicht sauer. Da komme ich erst auf die Idee, dass er gar nicht registriert hat, dass meine linke Hand gelähmt ist und ich deshalb nicht zwei Becher oder Gläser auf einmal tragen kann. Muss mich also als behindert ›outen‹, um auf Verständnis stoßen zu können ...

So zum Beispiel bei Tom, mit dem ich für die Althochdeutsch-Klausur pauke. Als er registriert, dass ich gehandikapt bin, kümmert er sich rührend um mich: trägt meine schwere Mappe mit den Büchern, bringt mich in seinem Auto nach Hause, damit ich mir das leidige Busfahren erspare, hilft mir anschließend beim Kochen, schneidet Zwiebeln, schält die Kartoffeln, putzt die Möhren. Zum Dank lade ich ihn dann anschließend natürlich auch zum Essen ein.

Da überrascht er mich mit seiner Idee: Er wolle sich mal für einen Tag die linke Hand auf den Rücken binden, um so im Selbstversuch eine konkrete Vorstellung davon zu bekommen, wie das so sei, wenn man mit einer Hand auskommen müsse. Gesagt, getan. Bei unserem nächsten Treffen gesteht er mir dann, er habe keinen Tag durchgehalten, sondern eineinhalb Stunden später das Experiment abgebrochen, weil er mit einer Hand allein nicht klar gekommen sei bei den vielen kleinen Handgriffen des Alltags.

Im bereits erwähnten Kakaobunker spricht mich eines Tages dann auch Heiko an: »Wir kennen uns vom Anti-Pädagogik-Seminar bei Gößling«, sagt er zum Einstieg. Stimmt, denke ich, und mir fällt ein, dass er da einen sympathischen, wenn auch etwas chaotischen Eindruck bei mir hinterlassen hat. Er kommt dann gleich zur Sache: Für die Institutsgruppe bei den Germanisten will er mich gewinnen, da diese jetzt – als ein Zusammenschluss verschiedener linker Gruppierungen – eine echte Alternative zu der sonst doch recht lahmen Linken an der Fachschaft darstelle.

Lahme Linke – ich muss lachen: »Ich habe eine lahme linke Seite, vor allem meine linke Hand ist ziemlich lahm gelegt«, sage ich. Das spiele doch keine Rolle, meint er, bei der Gruppe seien alle willkommen. Es gehe jetzt darum, allen fortschrittlichen Kräften an der Uni eine neue politische Heimat zu geben. Also gehe ich am nächsten Abend mal hin, um einem Treffen beizuwohnen. Rund 20 Leute sind in dem Raum versammelt. Ein paar davon kenne ich vom Sehen. Thema ist heute die friedliche Nutzung der Atomkraft und ihre Gefahren. Heiko vertritt dabei die These, AKWs in der DDR seien – im Gegensatz zu denen im kapitalistischen Westen – nicht gefährlich, da sie »in der Hand des Volkes« lägen. Das ist doch abstrus, denke ich, melde mich zu Wort und gebe zu bedenken, dass es den Brennstäben, Brennelementen, Atomkernen und was es da noch alles gibt, ziemlich egal sei, in wessen Hand sie liegen, und dass die Nutzung der Kernenergie generell ein unkalkulierbares

Risiko in sich berge. Mit dieser Einschätzung habe ich mich – das merke ich an den strafenden Blicken, die ich nun ernte – in dieser Runde äußerst unbeliebt gemacht, nein viel mehr sogar: disqualifiziert. Und ich ziehe das Resümee, dass mir die Institutsgruppe keine politische Heimat werden kann.

Als er mich das nächste Mal auf dem Uni-Gelände sieht, kann es sich Heiko dann nicht verkneifen, mir laut zuzurufen: »Da kommt sie ja, unsere lahme Linke!«.

Ein andere Begebenheit gibt mir weitaus mehr zu denken: Stammessen II in der Mensa – man serviert Schnitzel ›nach Jägerart‹ mit Bratkartoffeln. Ein Kommilitone, den ich seit dem ersten Semester kenne, setzt sich zu mir an den Tisch. Als ich ihn darum bitte, mein Fleisch klein zu schneiden, guckt er mich verdutzt an. Er hat sichtlich bis jetzt nicht gemerkt, dass meine Hand nicht richtig funktioniert. Also sage ich mein ›Sprüchlein von der lahmen linken Hand‹ auf. Mein Gegenüber guckt erstaunt. Schmunzelnd gesteht er mir dann, er habe sich schon öfter darüber gewundert, dass ich mir bei Tisch von anderen alles in mundgerechte Stücke schneiden ließ und mich bislang aus diesem Grund für äußerst *snobistisch* gehalten.

Die Krönung aber ist für mich die Erfahrung, die ich nach einem Disco-Besuch mache: Ich habe den ganzen Abend getanzt, die linke Hand in der Hosentasche versteckt, damit sie nicht schwer und leblos an mir runterhängt. Beim nächsten Wiedersehen gesteht mir mein Begleiter dann, er sei völlig davon fasziniert gewesen, welch lässigen Stil ich beim Tanzen gehabt hätte – eine Hand einfach so locker in der Hosentasche!

Mich beschäftigt jetzt immer mehr die Frage: Soll und muss ich jedem gleich auf die Nase binden, dass ich eine Behinderung habe? Ich selbst denke ja nicht dauernd daran. Wie handhabe ich das am besten? Bei einem Rollstuhlfahrer sieht man sofort, dass, beziehungsweise wo er auf Unterstützung und Hilfe angewiesen ist.

Mein Handikap ist hingegen nicht augenfällig und wird deshalb leicht übersehen, aber dennoch bringt es im Alltag viele Einschränkungen mit sich.

Hilfe kann ich nur bekommen, wenn ich auf meine Bedürftigkeit hinweise, das sehe ich ein. Aber oft habe ich keine Lust dazu, denn dann folgen unweigerlich sofort Fragen wie: »Also, wie ist das denn passiert? Hast Du das schon lange?«, und ich sehe mich dann genötigt, die ganze lange Geschichte erzählen. Und das will ich nicht, denn es ist mir unangenehm, so etwas höchst Privates Hinz und Kunz anzuvertrauen. Ich erzähle ja auch nicht jedem, welche Schuhgröße ich habe, wann ich zum letzten Mal beim Arzt war und wie meine Geschwister heißen. Das würden auch alle höchst seltsam finden, einfach distanzlos.

Weshalb ist man eigentlich eine lange Erklärung schuldig, wenn man wegen seiner Behinderung um Unterstützung bittet? Es macht mir ja auch nichts aus, zu bitten; was mich erzürnt, ist, dass aus meiner Bedürftigkeit dann oft das Recht abgeleitet wird, über die Ursachen – am liebsten mit Zahlen, Daten, Fakten – genauestens informiert zu werden.

Wie finde ich da den richtigen Weg für mich? Ich kann noch keine Antwort darauf finden.

Das Semester geht vorbei – ohne Katastrophe. Ich lebe in dem Gefühl: Nun wird alles gut. Die Beschäftigung mit Ernst Blochs »Prinzip Hoffnung« beflügelt mich, gibt mir Kraft und Zuversicht. Jetzt scheine ich endlich ganz und gar gesund zu sein.

Den Semesterabschluss feiere ich an einem lauen Sommerabend auf dem Kotten eines Dozenten in einem kleinen Ort im Münsterland. Alle, die an seinem Seminar über Peter Schneider teilgenommen haben, sind bei ihm zu Gast. Im Garten ist ein

Grill aufgebaut. Der bekannte Geruch von Bratwürstchen empfängt mich ... Ich mische mich unter die Schar der Kommilitoninnen und Kommilitonen, die auf dem Rasen in kleinen Grüppchen zusammen stehen und sich angeregt unterhalten. Viele bekannte Gesichter, gelangweilte, nichts sagende, lächelnde Mienen streift mein Blick im Vorübergehen. Dann bleibt er an Clemens hängen, ein waches Gesicht. Ein langes Gespräch – denn er erzählt mir mit Begeisterung und äußerst minutiös den Inhalt des Films »Alice lebt hier nicht mehr« (der nur noch einen Tag läuft und den ich unbedingt sehen möchte), damit ich statt ins Kino am nächsten Abend mit ihm zusammen zu einer Fete gehe. Ich finde es richtig süß, wie sehr er sich ins Zeug legt, um mich zum Mitkommen zu überreden. Er ist wirklich nett. In den Semesterferien will er mich vielleicht in Wien besuchen.

Aber erst einmal mache ich Ferien in Spanien, zusammen mit einer Freundin. Habe viel Zeit für mich. Verlebe schöne Tage: schwimme viel, lese, mache lange Spaziergänge am Meer. Nach fast zwei Wochen voller goldenen Lichts ist am Tag vor unserer Abreise die Sonne schon recht schwach, wärmt kaum noch. Auf dem mit Rosmarin bewachsenen Weg sehe ich einen Käfer sitzen, vor dem ich Achtung empfinde.

Strandelegie: Nur vereinzelt sitzen noch Touristen am Strand, Wind zerzaust mir die Haare; unentwegt spielt eine Musikbox. Das Pfeifen des Windes mischt sich mit dem Rauschen des Meeres, dem Gemurmel der Menschen und der Melodie aus der Musikbox. Eine große Mattigkeit liegt über allem. Worauf warte ich? Was erwartet mich?

Wer freut sich auf meine Rückkehr? Werde ich gebraucht?

Wir sind nicht mehr verloren an der Seite eines schützenden Bruders, dem unsere Geheimnisse gehören; unsere Furcht vor daheim, unsere Furcht vor der Welt ist dahin. Jahre sind her, seitdem wir das letzte Mal nach Hause gegangen sind, Jahre seit gestern, vergangene Wochen liegen weit zurück, sagenhaft verschollen die Zeit unserer furchtbaren Einsamkeit. Wir sind hungrig und fühlen keinen Hunger, müde sind unsere Füße, und wir könnten meilenweit schlendern; kühl wird es in der späten Abendstunde, uns friert es nicht.

(JOSEPH ROTH, Der blinde Spiegel)

EIN LEBEN MEHR

Und dann, endlich: Total verliebt, Glück, das mich fast schwindelig macht. So viel Gefühl in mir, dass ich meine, mein Volumen müsste sich verdreifachen, damit alles Platz finden kann ...

Freude, Berührtheit, sich gemeint fühlen. Ich lebe außerhalb der ›Normalzeit‹: Vivaldi, Biermann: ›unsere‹ Musik. Zärtlichkeit, die mich einhüllt. Ich muss nicht mehr ›normal‹ leben, lebe ganz intensiv, mit Clemens als Gegenüber ...

Alles ist jetzt am richtigen Platz. Alles, was ich bislang gemacht habe: gemacht, durchgemacht, mitgemacht, bekommt nun einen neuen Sinn.

Knapp drei Jahre später bin ich schwanger – kein geplantes, aber ein ganz und gar erwünschtes Kind.

Tagebucheintragung 14. Juli:

Seit heute weiß ich, dass ich schwanger bin. Noch ist es ein recht abstraktes Wissen, denn ich kann mir noch nicht wirklich vorstellen, ein Baby zu bekommen ... dass da nun so ein Millimeter großes Kügelchen in meinem Bauch ist, das wächst und einmal einen kompletten Menschen (mit Haut und Haar, Händen und Füßen, Kopf und Bauch) ergeben wird. Ich kann es noch nicht fassen, bin ganz aus dem Häuschen.
Als ich den Schwangerschaftstest aus der Apotheke abgeholt hatte, sagte die Apothekerin, er sei positiv und strahlte mich an! Kann jetzt nicht ruhig sitzen, auch nicht ruhig denken.
Wie schade: Clemens ist nicht da, er wandert mit seinem Vater gerade irgendwo im Teutoburger Wald und kommt erst übermorgen zurück. Dabei würde ich ihm so gerne auf der Stelle sagen, dass er Vater wird.

Meine Schwangerschaft verläuft völlig problemlos. Clemens und ich heiraten, nachdem wir drei Jahre ohne Trauschein zusammengelebt haben. Was das kleine Lebewesen schon als Embryo für Veränderungen in unserem Leben bewirkt.

Ich fühle mich voller Kraft, habe Energie für zwei. Mit meinem Studium bin ich gut voran gekommen, habe jetzt alle erforderlichen Scheine, um mich zum Examen anzumelden – nach der Babypause.

Weil ich jetzt so voller Elan und guten Mutes bin, wächst in mir die Idee, etwas zu tun, was auch andere ermutigt. Mit einer anderen Studentin zusammen biete ich einen Gesprächskreis an mit dem Titel: Die Angst ist ansteckend, Mut ist es auch, für alle, die an und mit der Uni und dem Studium Probleme haben. Tagsüber bin ich an der Universität, danach bin ich häufig unterwegs, gehe ins Kino, besuche Freunde, sehe mir Ausstellungen an. Ich ahne, dass sich mein Leben nach der Geburt meines Kindes radikal ändern wird: Dann bin ich mein Leben lang Mutter, denke ich oft mit Freude und Bangen zugleich.

An der Volkshochschule belegen Clemens und ich einen Kurs für werdende Eltern. Das Wickeln wird mit einer großen Babypuppe geübt. Ich kriege die Windel auch mit einer Hand um den Puppenbauch ordentlich festgemacht. Von den Kursteilnehmerinnen bin ich die erste, die – zumindest laut errechnetem Geburtstermin – ihr Baby bekommen wird.

Mehr als sechs Jahre sind seit meinem Unfall vergangen, der errechnete Termin fällt genau auf den Tag, an dem ich damals aus der Bewusstlosigkeit erwachte, sieben Jahre später. Die sieben mageren Jahre sind endlich vorbei, das wird nun jeden Tag körperlich sichtbarer. Der Bauch wächst, das kleine Wesen in mir strampelt, boxt mich mit seinen Fäustchen, tritt mich mit seinen klitzekleinen Füßen, es ist sehr lebhaft. Ich will nicht wissen, ob es ein Junge oder ein Mädchen wird, es soll ein Geheimnis bleiben, bis zur Geburt.

Namen aussuchen für das Baby wird eine meiner liebsten Beschäftigungen. Als ich mit dem Fortschreiten der Schwangerschaft auf immer abenteuerlichere Namen wie Gwendolin oder Sylvester komme, greift Clemens rettend ein – wir einigen uns auf: David bzw. Sarah Mirjam.

Dann, drei Tage vor dem errechneten Termin, werde ich endlich vom Warten erlöst: Morgens um fünf beginnen die Wehen. Ich rufe die Hebamme an, und die rät mir dann, gleich zur Entbindungsstation durchzustarten.

Draußen ist es noch dunkel, aber der Morgen dämmert bereits. Ich atme die Vorfrühlingsluft tief ein, als ich mich – zwischen zwei Wehen – mit der fertig gepackten Tasche zu unserem Auto begebe. Die Straßen sind leer, kein Auto begegnet uns, während ich mit Clemens zum Krankenhaus fahre; wir sind ganz allein auf der Straße – alles scheint noch zu schlafen, aber in mir ist es sehr, sehr wach.

Die Geburt: ein Fest, mit mühevollen, anstrengenden Vorbereitungen, aber wie neugierig bin ich schon auf diesen kleinen Menschen. Es ist notwendig, loszulassen, damit ein Kind geboren werden kann. Das Loslassen fällt mir so schwer – ich bin so müde und erschöpft von den Wehen, habe keine Kraft mehr ... Die Hebamme massiert meinen Rücken, spornt mich an, kräftig zu pressen. Ich möchte mich erst ausruhen. Aber ich muss noch schwer arbeiten, damit mein Kind jetzt das Licht der Welt erblicken kann. Es fühlt sich an, als würde ich mich dabei auflösen.

Doch dann ist es geschafft, ich kann endlich loslassen, ein Freiheitsgefühl ohnegleichen – das Kind ist nicht mehr in mir und trotzdem noch für einen kurzen Moment, den Bruchteil einer Sekunde vielleicht, noch ein Teil von mir ... für diese Erfahrung lassen sich schwer Worte finden.

Es ist ein Junge. Wie klein sein Gesicht ist; er hat viele schwarze Haare, große quadratische Ohren und eine ganz zerfurchte Denkerstirn. Sein Mund ist etwas schief und seine Oberlippe steht ein wenig über seine Unterlippe. Der Name David, bedeutet: der Liebling, der Geliebte – mein David, mein so ersehnter, lieber Sohn, nun ist er endlich da und ich kann ihn in meinem Arm halten. Ich bin ganz erfüllt von Andacht und Glück, wenn ich ihn ansehe: Er sieht aus wie einer, der schon viel hinter sich hat, von sehr, sehr weit herkommt, von einem ganz entfernten Ort, aus einer ganz anderen Zeit. Es ist, als ob ich nun noch eine ganz andere, weitaus größere und umfassendere, mir bislang unvorstellbare Dimension von Leben erfahren darf. Das macht mich sehr andächtig und dankbar – vor dem Neugeborenen habe ich großen Respekt. Er findet allein den

Weg zur Brust, seiner Nahrungsquelle – er hat seinen eigenen Willen und lässt sich, auch wenn er bloß 55 cm groß und 3750 Gramm schwer ist, nicht bevormunden: Er trinkt nur, wenn er selbstständig den Ort findet, wo Milch fließt.

Die hautnahe Erfahrung der Notwendigkeit, loszulassen, die ich bei der Geburt meines Kindes gemacht habe, und die Schwierigkeiten, die ich damit hatte – nach meinen Erfahrungen in der Bewusstlosigkeit –, haben mir so deutlich gemacht: Das Loslassen-Können ist der Schlüssel zu unserem Leben, ist Grundbedingung für Leben: Es scheint unabdingbar, wenn neues Leben entstehen soll und auf der anderen Seite notwendig, um in Frieden sterben zu können.

Das zeigt mir, dass Anfang und Ende eins sind, einander bedingen: Immer muss etwas sterben, damit etwas Neues geboren werden kann. Mich im Los-Lassen zu üben, das empfinde ich als die schwerste, aber wichtigste Aufgabe. Ich will Loslassen lernen, damit mein Leben intensiv, fruchtbar und befruchtend für mich und die anderen ist.

MEIN ZWEITES LEBEN – EIN ZWISCHENRESÜMEE

Rund ein Vierteljahrhundert, nachdem ich in Heessen im Koma gelegen hatte, kam ich durch Zufall in Kontakt mit einem Arzt, der als Neurochirurg und Lehrbeauftragter für Klinische Neuropsychologie meinen Erinnerungen an diese Zeit großes Interesse entgegenbrachte.

Ich merkte, dass durch sein warmherziges Feedback eine Tür bei mir aufgestoßen wurde. So vieles von dem, was ich im Koma und in der Zeit nach dem Koma empfunden hatte, fiel mir nun wieder ein, war mir plötzlich wieder ganz nah. Es war gerade so, als wäre die Erinnerung zuvor in eine dunkle Kammer gesperrt gewesen, und nun, da die Tür aufging, brach sie wie eine mächtige Woge über mich herein. So vieles hatte sich in mir angestaut, weil es im Lauf der Jahre verschüttet worden war.

Immer war es mein sehnsüchtiger Wunsch gewesen, dass jemand sich anhörte und nachzuvollziehen versuchte, welch machtvolle und erschütternde Erfahrung von Einsamkeit die Zeit im Koma für mich gewesen war. Aber immer wieder hatte ich die Erfahrung gemacht, dass eigentlich niemand so recht hören wollte, was genau mir im Koma widerfahren war – nicht mal der Psychologe, zu dem ich ein Jahr nach meinem Unfall zur Aufarbeitung meines Traumas in Therapie geschickt wurde! Mir kam es oft so vor, als ob die Experten aus Angst oder zumindest aus einem leicht mulmigen Gefühl heraus abblockten. Ich brauchte doch Hilfe, war es doch eine mich total verängstigende Erfahrung gewesen, die mir das Koma beschert hatte: Ich hatte die intensivsten, mich zutiefst erschütternden Momente meines Lebens durchgemacht.

Es war schrecklich: *im* Koma war ich völlig isoliert, abgeschnitten von der Außenwelt, *nach* dem Koma, wo ich doch wieder mit anderen in Kontakt treten konnte und das große Bedürfnis hatte, ihnen von dieser Zeit berichten, wollte niemand von den Experten – Ärzte oder Therapeuten – davon hören. Ich blieb damit weiter ganz allein. Allein verarbeiten zu *müssen*, was die traumatischen Erfahrungen dieser Wochen in mir an Gefühlen und Ängsten verursacht hatten; allein mit all diesen neuen Ängsten und dem Gefühl von Einsamkeit und Verlorenheit umgehen zu müssen, sie zu ertragen lernen, das war so bitter, kostete so viel Kraft.

Und dann, als ich mit diesem Arzt in einen Dialog treten konnte, endlich ein offenes Ohr fand, spürte ich plötzlich, dass mir ganz leicht ums Herz wurde, als hätte die Möglichkeit des Austauschs und das dadurch entstehende Gefühl, gesehen und ernst genommen zu werden, mich von einem schweren Ballast befreit.

Bei meiner Zusatzausbildung zur Ehe-, Familien- und Lebensberaterin, die ich absolvierte, sagte unser Mentor einmal, dass es für das seelische Gesunden und das Wohlbefinden von äußerster Wichtigkeit sei, einem Menschen auch zu sagen: Ich glaube dir, ich kann dich gut verstehen. Diese verbale Äußerung wirke – natürlich nur wenn sie echt sei – heilend. Genau diese Erfahrung habe ich im Kontakt mit diesem Facharzt gemacht (der dankenswerterweise auch das Nachwort zu diesem Buch verfasst hat) und empfinde das als großes Geschenk.

Das ist die Erklärung dafür, warum ich mehr als ein Vierteljahrhundert nach meinem Unfall noch weiter über mich und die Veränderungen, die die Koma-Erfahrung in meinem späteren Leben bewirkt hat, schreibe.

Von Thomas von Aquin ist der Satz überliefert, man müsse den Hörenden dort erreichen, wo er sei. Dies ist schon im Umgang mit mehr oder weniger gesunden Menschen nicht einfach: Dazu bedarf es des Einfühlungsvermögens, der Achtung vor dem Anderssein des Gegenübers und eines wirklichen Interesses daran, mit anderen in Dialog zu treten. Im Umgang mit Koma-Patienten schien genau das bis vor ein paar Jahren unmöglich. Diese galten bis dahin – auch bei den meisten Medizinern – als bewusstlos, nicht mehr ihrer Sinne mächtig, nicht ansprechbar und – so die Schlussfolgerung – nicht erreichbar.

Dieser Irrtum lag meiner Ansicht nach darin begründet, dass Außenstehende Nicht-Reagieren mit Nicht-Wahrnehmen gleichsetzten.

Das Entsetzliche im Zustand des Komas ist aber genau das: Wahrnehmen, aber keinen Weg sehen, ins Außen vorzudringen, keine Möglichkeit haben, sich für die Außenwelt bemerkbar zu machen. Tiefe Empfindungen wie Angst, Freude, Verzweiflung zu haben, ohne sie Außenstehenden vermitteln zu können.

Anders ausgedrückt: Was von außen kommt, kann man (ich weiß nicht in welcher Phase des Komas) zumindest teilweise mitbekommen. Das ist aber passiv, man empfängt quasi Botschaften aus einem ganz diffusen, unbekannten Außen. Es ist so, als höre und sehe man zwar selbst etwas, werde aber umgekehrt von niemandem gesehen und gehört. Deshalb auch dieses Gefühl der absoluten Isolation, des Abgetrennt-Seins von den Mitmenschen, von allem Lebendigen. Der Schrecken, der daraus erwächst, zu nichts und zu niemand Verbindung aufnehmen zu können. Ich habe mich später niemals mehr so angestrengt und verzweifelt gefühlt wie in den Wochen im Koma. Alles andere an Anforderungen danach kam mir deshalb im Vergleich dazu dann recht belanglos vor.

Ich kann mir keinen Zustand denken, der mir unerträglicher wäre, als bei lebendiger und schmerzerfüllter Seele der Fähigkeit beraubt zu sein, ihr Ausdruck zu verleihen.

(MONTAIGNE)

EXKURS: ÜBER DAS MOMENT DES AUSGELIEFERTSEINS

Das Entsetzlichste im Zustand des Koma ist das völlige Ausgeliefert-Sein, ist der Umstand, gänzlich wehrlos dem Gutdünken der Menschen ausgesetzt zu sein, die die Entscheidungsgewalt darüber haben, einen am Leben zu erhalten oder nicht. Im Koma ist man der Willkür derer unterworfen, die ein Urteil darüber fällen dürfen, ob man das Recht zum Weiterleben hat; man wird völlig entmündigt, weil man sich in diesem Zustand nicht verbal dazu äußern kann, was man will, wessen man dringend bedarf und was man nicht ertragen kann, weil es zu grauenhaft für einen ist.

Daran wurde ich zuletzt durch den Fall von Terri Schiawo erinnert: Hier wurde von den Entscheidungsträgern (in diesem Fall dem Ehemann und den Ärzten trotz des Einspruches der Eltern der Patientin) der Beschluss gefasst, sie verdursten und verhungern zu lassen, um ihrem bereits mehrere Jahre andauernden Wach- Koma ein Ende zu bereiten. Als sei sie ein Ding, das keinen Gebrauchswert mehr hat, mit dem man verfahren kann wie mit einem Kühlschrank, der nicht mehr richtig funktioniert und aus dem man nun den Stecker rauszieht, weil er sowieso für nichts mehr nütze ist.

Für wen entsprach ihr Leben im Wachkoma nicht den Qualitätsstandards, die scheinbar erfüllt sein müssen, damit man am Leben bleiben darf?

Hat Frau Schiawo tatsächlich nicht gelitten, weil ihre Gehirntätigkeit durch die Jahre im Koma stark gelitten hatte? Empfand sie nicht auch – wie ich damals im Koma – schrecklichen Durst? Welche Qualen musste sie in den letzten Wochen ihres Lebens ertragen, ohne durch Schmerzensschreie auf diese Qualen aufmerksam machen zu können?

Im Rückblick wird mir erst so richtig klar, was ein bestimmendes Gefühl während der Zeit des Studiums war: »Na gut, ich lerne es, kein Problem. Aber so, wie hier gelehrt wird, das ist doch einseitig, da fehlt doch noch etwas Wesentliches ...« Mein sicheres Empfinden war: ich weiß genau, was wesentlich ist, worauf zu achten ist, damit man Motivation zum Lernen bekommt, lernen auch Sinn für das Leben macht. Also eine wahrscheinlich arrogant anmutende Haltung.

Stammformen im Althochdeutschen, der frühe Minnesang, Platons Staat, das alles kann ich lernen, kann Wissen anhäufen – aber das ist doch nicht alles.

Wissen von mir abzufragen empfand ich als ›geschenkt‹: Schließlich konnte ich mich in Ruhe auf Klausuren und Prüfungen vorbereiten: Die Themen waren ja schließlich vorher bekannt.

Diese ›Was-Soll-Das‹-Haltung hat mich dann spielend alle Examina schaffen lassen, denn ich empfand Anforderungen dieser Art wirklich nicht als Stress. Das ganze Prüfungsgetue ließ mich ziemlich kalt. Ich merkte, dass den meisten meiner Prüfer diese Haltung nicht gefiel. Ich sollte, so mein Eindruck, doch mehr Respekt – und das heißt Furcht – davor haben. Aber das konnte ich nicht. Damit habe ich an der Universität sicherlich immer wieder Spielregeln verletzt.

In bestimmter Weise macht eine solch außerordentliche Erfahrung, wie sie die Zeit im Koma für mich darstellt, nicht besonders ›karrieretauglich‹ – mir war zwar das Lernen und die Aneignung von Wissen immer ein Grundbedürfnis, aber ebenso wichtig war für mich auch, zu fragen, was aus diesem Wissen gemacht wird, was daraus erwächst, wie und wofür es zur Anwendung kommt.

Was ich an der Universität erfuhr, war, dass es in diesen Strukturen gar nicht vorrangig um die Fruchtbarmachung von Wissen und Erkenntnissen ging, sondern vielmehr um den Erhalt und den Ausbau der eigenen Machtposition, die zu sichern Machtkämpfe ausgetragen wurden. An dem Lehrstuhl, an dem ich während meines Studiums als studentische Hilfskraft arbeitete, erfuhr ich hautnah, dass es gang und gebe war (und scheinbar notwendig), sich auf Kosten der anderen zu profilieren, dass die Intelligenz zum Austüfteln geschickter Intrigen eingesetzt wurde, mit denen ›Wissens-Konkurrenten‹, die in der Hierarchie auf der gleichen Stufe standen, skrupellos ausgeschaltet wurden: Ein ›Hauen und Stechen‹, um den Besitzstand nicht teilen zu müssen, die anderen aus dem Feld zu schlagen und unbehelligt Macht und Einfluss zu erwerben und Geld anzuhäufen.

Nein, in dieser Atmosphäre wollte ich die mir so kostbare Zeit meines zweiten Lebens nicht verbringen, und somit war klar, dass ich nach meinem Studium an der Universität keine Karriere machen würde.

Als ich mich dann für mein erstes Examen in Pädagogik vorbereitete, fand ich nicht das Lernen des Stoffes schwierig. Mein Problem bestand vielmehr darin, all dem, was ich als meine

Aufgabe und mein Anliegen empfand, den notwendigen Raum zu geben.

Meine Lebensumstände waren alles andere als einfach: Ich war behindert, zu diesem Zeitpunkt allein erziehend (meine erste Ehe war nach sieben Jahren zu Bruch gegangen) und hatte sehr wenig Geld zur Verfügung. Die Frage, die sich mir in dieser konkreten Situation stellte und die mir oft schlaflose Nächte bereitete, hieß: Wie kann ich es schaffen, auch in der Examenszeit meinem eineinhalbjährigen Sohn (und meinem Bedürfnis, ihm eine gute Mutter zu sein) gerecht werden, den im Alltag anfallenden Aufgaben Genüge tun, weiter den Kontakt mit Freundinnen und Freunden pflegen und die Prüfung mit Erfolg ablegen? Die richtige Balance zu finden und die Balance zu halten, das empfand ich manchmal als wirklichen Seiltanz.

Aber ich war der festen Überzeugung, dass es doch möglich sein musste, all die verschiedenen Anforderungen, Erwartungen und Bedürfnisse, unter einen Hut zu bekommen: Nichts und niemand sollte zu kurz kommen.

Das gelang mir letztendlich dann auch. Stolz und zufrieden war ich, dass mir, die ich seit dem Unfall und der daraus resultierenden Schwächung der linken Körperseite immer noch Schwierigkeiten mit der Körperbalance hatte und habe, dieser ›Hochseil-Akt ohne Netz‹ dann wirklich glückte: Ich legte das Examen mit der Note 1 ab, obwohl ich mir viel Zeit für meinen Sohn genommen hatte, und obwohl ich bis zum Prüfungstag meine Freundschaften gepflegt hatte. Es ging also – und so machte für mich Lernen auch Sinn. Ich war auf meinem Weg vorangekommen und hatte niemand anderem für die Erreichung meines Ziels zuviel zugemutet.

Die Frage: «Wofür ist das wichtig?«, die Frage nach dem Sinn, stand für mich immer im Vordergrund, da ich das mir auf so wundersame Weise geschenkte ›zweite‹ Leben, auch als Auftrag verstand. Es war und ist mir ein tiefes Bedürfnis, diese Chance auch zu nutzen.

...Zugrund gerichtet, wach ich ruhig auf.
Von Grund auf weiß ich jetzt, und ich bin unverloren...
Kommt her ..., spielt die Komödien, die lachen machen.
Und die zum Weinen sind. Und irrt Euch hundertmal,
wie ich mich irrte und die Proben nie bestand,
doch hab ich sie bestanden, ein um das andre Mal.

(Ingeborg Bachmann)

Gelassen dem Leben entgegen

Wenn ich heute die Jahre nach meinem Koma betrachte, sehe ich zurück auf Berg- und Talfahrten; es gab Erfahrungen von Trennung und Leid, von Vergeblichkeit und Scheitern auf der einen Seite, auf der anderen Seite habe ich viele intensive Momente der Freude und des Glücks erlebt.

Die Erfahrung, dass das Leben von einem Moment zum anderen eine so dramatische Wendung nehmen kann, dass der Tod jederzeit präsent ist, hat zur Folge, dass ich sehr intensiv den Augenblick lebe, so viele Jahre später immer noch.

Und – je älter ich werde, desto stärker erfüllt mich noch ein Gefühl sehr stark: Das Gefühl der Dankbarkeit dem Leben gegenüber, von dem ich mich reich beschenkt fühle.

Dankbar bin ich dafür, eine Familie und gute Freunde zu haben.

Manches belastet auch mein zweites Leben, mein Leben als körperbehinderte Frau: Tagtäglich erinnert mich an Unfall und Koma meine gelähmte linke Hand und meine Angst vor der Dunkelheit. Bis heute geblieben ist auch die Erfahrung einer größeren Abhängigkeit.

Mit nur einer voll funktionierenden Hand werden viele kleine Handgriffe im Alltag ein Problem.

So brauche ich bei tausend Dingen Unterstützung: Beim Zuschnüren der Schuhe, beim Schneiden der Fingernägel, beim Schälen von Zwiebeln, von Kartoffeln oder anderen Lebensmitteln, beim Aufhängen eines Bildes. Ich kann keinen Nagel mehr in die Wand schlagen, keine Schleifen binden, mir keine Halskette allein zumachen, keine schwere Kiste heben, keinen Pullover mehr stricken, keine zwei Gläser mehr auf einmal tragen. Ich kann nicht mehr mit dem Fahrrad fahren, nicht mehr rudern, nicht windsurfen, nicht Ski fahren.

Tagebuch-Eintragung:

Also heute war wieder so ein Tag, an dem nichts klappte. Als ob sich die Dinge gegen mich verschworen hätte! Morgens beim Frühstück bekomme ich die Flasche Orangensaft nicht auf – bräuchte eine gesunde zweite Hand zum Festhalten. Na, dann eben kein Orangensaft! ... aber dann geht mein Tag so weiter: Als ich das Haus verlasse, regnet es draußen. Also: Regenjacke an, Reißverschluss zugemacht, Kapuze aufgesetzt. Leicht gesagt, schwer getan. Ich kriege den Verschluss unten nicht eingehakt. Meine blöde linke Hand. Hilft nichts, da muss ich eben mit offener Jacke hinaus ins feindliche Leben! Aber damit nicht genug: Mittags bekomme ich den Backofen nicht an. Gleichzeitig *muss man hierbei a) den Knopf reindrücken und b) den Gasanzünder betätigen – klappt nicht. Bin allein zu Hause. Was tun? Bei den Nachbarn schellen. Niemand zu Hause. Gleich kommt mein*

Sohn von der Schule und ist hungrig wie ein Bär. Da muss der Auflauf fertig sein! Ich versuche noch einmal mit der linken Hand den Knopf richtig fest reinzudrücken und – möglichst synchron – *mit der rechten den Gasanzünder dazu zu bringen, dass er zündet und ich endlich das Essen im Backofen überbacken kann.*
Nein, ich schaff es nicht! Mir steht der Schweiß auf der Stirne und mir ist zum Heulen zumute. Drücke jetzt mit der geballten Faust meiner linken Hand gegen den doofen Knopf am Herd! Verflixt und zugenäht, ich krieg den Backofen nicht an. Geht da nicht gerade jemand im Haus die Treppe hoch? Ja, es ist Wolfgang, gerade zurück von der Uni – Rettung naht. Ich sause zur Tür und rufe ins Treppenhaus: »Brauche Deine Hilfe, Wolli! ... Wie schön, wenn man so nette Nachbarn hat. Wolli eilt sofort herbei. Mit seinen zwei gesunden Händen ist es für ihn natürlich kein Problem, sondern ein Kinderspiel, den Backofen anzumachen – so was macht er im »Handumdrehen«, wie man so schön sagt. ... und mir fällt ein Stein vom Herzen!

Durch meine linksseitige Spastik in Arm und Hand nehme ich oft eine so genannte ›Fehlhaltung‹ ein, ziehe meine Schulter hoch, verkrampfe meine Hand, wenn ich (meist vergeblich) versuche, etwas damit festzuhalten. Das verursacht mir oft massive Rückenschmerzen. Mit Krankengymnastik, Entspannungsübungen und Schwimmen versuche ich die Schmerzen auf ein erträgliches Level zu reduzieren. Aber der Dauerschmerz erschöpft mich manchmal doch sehr.

Ich bin und bleibe behindert, jeden Tag aufs Neue eingeschränkt in meinem spontanen Tatendrang. Manchmal finde ich das schon ärgerlich. Manchmal macht es mich auch ungeduldig oder wütend. Es gibt Nächte, da träume ich davon, aufzuwachen und ich wäre fit und gesund, könnte meinen Mann und meinen Sohn endlich mit beiden Händen umarmen, uneingeschränkt tun, wonach mir zumute ist ... Aber dieser Traum wird nicht in Erfüllung gehen, ich werde mein Leben lang behindert bleiben, und das muss ich akzeptieren.

Im Großen und Ganzen habe ich gelernt, mir zu behelfen, zu improvisieren, um Lösungen für scheinbar unlösbare Probleme zu finden: Als mein Sohn noch ein Baby war, klemmte ich ihn mir beim Wickeln zwischen die Beine, damit er nicht von der Wickelkommode fiel.

Körperliche Einschränkungen beflügeln glücklicherweise die Phantasie – und Einfallsreichtum ist da gefragt: Ich habe herausgefunden, dass Zähne oder Beine manchmal ein brauchbarer Ersatz für die linke Hand sind. Und ich lerne täglich noch dazu – wenn auch manchmal mit knirschenden Zähnen.

Was mir in Phasen der ›Dürre‹ dann immer wieder hilft: Humor. Der Satz von Kurt Tucholsky beispielsweise: »Meine Sorgen möchte ich haben« ist für mich wirksame Medizin gegen Weltschmerz!

Bei all den kleinen und größeren Schwierigkeiten und Problemen: Ich finde mich nicht zu bedauern und möchte mit keinem anderen Menschen auf der Welt tauschen: Ich bin – trotz meiner Behinderung – gerne ich.

Immer

Immer den eigenen Weg gehen
Immer die Spur verfolgen
Durch Schmerz und Hilflosigkeit
In sternenstaubbedeckter Dürre
Das Unverständliche tragen lernen
Spurensucherin bleiben
Auch im Dunkel
Labyrinthe durchqueren
Vertrauensvoll ...

Es wächst die Ahnung
Nur über Umwege und Irrwege
Ist ein Ausweg zu finden
Der Dir gemäß ist
Lichtverheißung
Die sich erfüllen wird
Die dich erfüllen wird
Auf dem Weg zu Dir

Anhang

Ernestine H.
Unsere Tochter ist verunglückt

Es ist ein ruhiger Februarabend, wir hören gerade Nachrichten, da klingelt kurz nach 20 Uhr das Telefon. Der Freund unserer Tochter ist am Apparat, erzählt uns weinend, dass Susanne einen schweren Unfall gehabt hat. Ein angetrunkener Autofahrer habe die Stopp-Tafeln missachtet und sei in ihr Auto gerast. Seit über einer Stunde werde sie nun bereits operiert. Er gibt uns die Telefonnummer der Klinik, damit wir uns jederzeit nach ihrem Zustand erkundigen können. Wir können es nicht fassen!! Alle dreißig Minuten rufen wir im Krankenhaus an, aber erst nach 23 Uhr ist die Operation dann endlich beendet. Ich spreche mit dem Chefarzt, der meine Tochter operiert hat. Er erklärt mir, die Operation habe deshalb so lange gedauert, weil 211 Splitter aus dem Gehirn von Susanne entfernt werden mussten. Er versichert mir, dass alles Menschenmögliche getan werde, die Verletzung aber so dermaßen schwer sei, dass wir nun aber auch auf Gottes Hilfe bauen müssten.

Unsere Verzweiflung wird immer größer. Da wir über tausend Kilometer von unserer Tochter entfernt leben, ist für uns nun schnelles Handeln vonnöten. Weil mein Mann Diabetiker ist, entscheiden wir, dass erst einmal nur ich zu unserer Tochter fahre – sofort.

Nun folgen die wahrscheinlich längsten 36 Stunden meines Lebens.

Um neun Uhr morgens fahre ich mit dem Zug los und erreiche um 23 Uhr Dortmund. Ich werde vom Freund meiner Tochter sowie dessen Mutter erwartet; diese berichten, dass Susannes Zustand unverändert sei.

Am frühen Morgen fahren wir sofort in die Klinik. Die stundenlang angestaute Angst steigert sich ins Unermessliche, je näher wir unserem Ziel kommen. Es ist soweit: Ich stehe vor der Tür zum Zimmer meiner Tochter auf der Intensivstation. Ich muss noch vor der Tür warten, da die Stationsschwester Susanne für den Besuch ›fein macht‹. Dadurch habe ich noch ein wenig Zeit, um mich zu sammeln und mir Mut zuzusprechen. Ich will auf keinen Fall weinen, ich will meiner Tochter nur Zuversicht geben. Als ich dann ins Zimmer darf, ist meine Angst wie weggeblasen. Mein Gefühl sagt mir: Jetzt, da ich sie wieder ganz in der Nähe habe, muss sie wieder gesund werden. Diese Überzeugung verlässt mich während der ganzen Zeit ihrer Bewusstlosigkeit nie. Da ist wohl des öfteren Angst, vor allem unmittelbar bevor ich in ihr Zimmer trete, aber dann überwiegt immer wieder meine Zuversicht. Im Aussehen unterscheidet sich meine Tochter (außer durch die störenden Schläuche in der Nase und den Kopfverband) in nichts von der Susanne vor dem Unfall. Eine winzige Schramme am Knöchel – sonst aber wirkt ihr Körper völlig unversehrt.

Beobachtungen und Eindrücke am Krankenbett meiner Tochter

Während der ersten drei Wochen ist keinerlei Reaktion sichtbar. Susanne liegt mit geschlossenen Augen ganz ruhig im Bett, wirkt geradezu entspannt, als ob sie schlafe. Wir kommen zweimal am Tag, morgens und abends, bleiben jeweils über eine Stunde lang und erzählen von den Ereignissen zuhause, bestellen Grüße von Freunden, berichten, was uns sonst noch in den Sinn kommt. Sie aber liegt nur ganz ruhig da, wie Dornröschen; der Eindruck ist, sie nimmt nichts von alledem wahr. Auch Berührungen wie Streicheln, Händedruck, Küsse scheinen sie nicht zu erreichen.

Doch auch in diesem Zustand der tiefen Bewusstlosigkeit, und zwar vom dritten Tag an (als feststeht, dass mit Sicherheit keine Querschnittslähmung zu befürchten ist, sondern nur eine Halbseitenlähmung links vorliegt) wird mit Susanne täglich Krankengymnastik gemacht.

Weil sie auf mich einen so völlig unversehrten Eindruck macht, bin ich jedes Mal, wenn ich sie sehe, überzeugt, sie müsse jeden Augenblick wach werden und zu sprechen beginnen. Doch die Zeit verrinnt, Tag für Tag vergeht und nichts, aber auch nichts verändert sich an ihrem Zustand; weder während unserer Besuche noch bei den Besuchen eines Arztes der Klinik, der jeden Tag zu Mittag bei ihr am Bett sitzt und ihr von ihrer Heimatstadt Wien erzählt: Vergebens versuchen wir alle auch nur die geringste Reaktion zu bemerken.

Endlose drei Wochen ...

Am Montag der dritten Woche ist Rosenmontag. Als wir an diesem Morgen auf die Station kommen, sind wir sehr überrascht, dass Türen, Betten und die Bilder an den Wänden liebevoll mit Girlanden geschmückt sind. Als wir der Stationsschwester begegnen, bemerkt sie unsere Verwunderung hierüber und sagt uns: »Wir machen das immer am Rosenmontag. Unsere Patienten sollen auch spüren, dass Karneval ist.«

Am Freitag der gleichen Woche zeigt meine Tochter endlich erste Reaktionen: Zwar bewegt sie weiterhin weder den Kopf noch die Arme und Beine, aber immerhin die Finger ihrer rechten Hand reagieren spürbar auf Händedruck. Dann beginnt eine Phase der Unruhe bei ihr, die aber nur auftritt, wenn sie allein ist. Die Stationsschwester der Intensivstation berichtet uns, dass nun die Gefahr bestehe, dass Susanne sich durch ihre heftigen Bewegungen die Schläuche aus der Nase ziehen könne und sie deshalb jetzt die Handgelenke mit Ledermanschetten fixieren musste. Wir kommen mit der Schwester überein, dass während unserer Besuche die Manschetten geöffnet werden. Wenn wir dann an ihrem Bett sitzen und sie ansprechen, wirkt sie wieder vollkommen entspannt.

Am darauf folgenden Sonntag wird ein zweiter Patient auf Susannes Zimmer gelegt, ein siebenjähriger Junge, der einen Lungen- und Leberriss erlitten hat. Seit diesem Zeitpunkt wirkt sie auf uns nicht mehr so ruhig, auch in unserer Anwesenheit bewegt sie ihren Kopf so, als wolle sie einen Blick auf den kleinen Jungen im Nebenbett werfen – und das, obwohl sie immer noch die Augen geschlossen hat.

Sie reagiert ab jetzt vor allem auf Geräusche. Als ins Nebenzimmer ein Patient namens Brinkmann kommt, der stundenlang laut vor sich hin singt, macht sie das ganz besonders unruhig: sie windet sich mit Händen und Füßen, und drückt für uns auf diese Weise ihren Unmut über diesen Lärm aus. Die Einschränkung ihrer Bewegungsfreiheit scheint ihr nun am meisten zu schaffen zu machen: Mittlerweile ist aus Sicherheitsgründen auch noch ein breiter Gurt um ihre Körpermitte befestigt worden. Ärzte und Pflegepersonal haben die Befürchtung, sie könne sich durch ihre heftigen Bewegungen den Katheter herausreißen.

Mitte der vierten Woche sind wir gegen Mittag zu Besuch. Es ist ein richtig sonniger Tag, und das Bett von Susannes kleinem

Bettnachbarn ist in Sonne getaucht ... Plötzlich beginnt Susanne zu weinen. Wir wissen nicht warum, sind ratlos. Deshalb wenden wir uns an Schwester Theodolind, die Stationsschwester. Sie äußert die Vermutung, dass die Bewusstlosigkeit nun nicht mehr so tief sei und Susanne vielleicht Schmerzen verspüre. Als die Sonne dann nicht mehr ins Zimmer scheint, hört sie endlich zu weinen auf und wird wieder ruhig.

Am folgenden Tag empfängt uns der Chefarzt mit der freudigen Nachricht, Susanne habe zum ersten Mal für kurze Zeit ein Auge geöffnet, nun bestehe begründete Hoffnung, dass sie bald aus dem Koma erwache.

Tags darauf aber bleiben ihre Augen wieder geschlossen, der Zustand derselbe wie an den Tagen zuvor. Obgleich ich vom ersten Tag an nie die Hoffnung verloren habe – denn ich bin fest davon überzeugt, dass meine Tochter es schaffen wird, aus dieser furchtbaren Bewusstlosigkeit zu erwachen –, ist dies nun doch ein Augenblick tiefster Verzweiflung für mich.

Am Ende der vierten Woche erzählt der Arzt, der Susanne regelmäßig mittags besucht, erfreut, dass Susanne erstmalig auf seine Erzählung körperlich reagiert habe. Daraufhin gehen wir zuversichtlich in ihr Zimmer: Als wir sie begrüßen, bewegt sie ihren Kopf und hält uns an der Hand; die Augen sind immer noch geschlossen.

Am Montag der fünften Woche sind wir morgens bei Susanne und erzählen ihr, dass wir diesmal am Abend nicht kommen können, worauf sie keine sichtbare Reaktion zeigt.

Am Abend dieses Tages *ruft Susanne uns an* und bittet uns, ihr am nächsten Morgen einen Badeanzug mitbringen! Es sei wirklich doof, dass sie nicht schon einen hier habe, denn sie könnte sonst schon schwimmen gehen!

Der Augenblick, den wir wochenlang herbeigesehnt haben, ist nun so plötzlich eingetreten ... Das grenzt an ein Wunder! Wir können es anfangs gar nicht fassen!

Jetzt, wo die unwahrscheinliche Angst um das Leben meiner Tochter nachlässt, sind wir einerseits unendlich erleichtert, andererseits steht nun aber die bange Frage im Raum, welche bleibenden Schäden die schwere Verletzung und die lange Bewusstlosigkeit verursacht haben mögen.

Bei unserem ersten Besuch nach dem Erwachen von Susanne sind wir überglücklich, nun endlich wieder mit ihr sprechen zu können. Bei unserem Eintritt ins Zimmer sitzt sie im Bett und begrüßt uns so selbstverständlich, als wenn sie – wie beispielsweise nach einer Blinddarmoperation – schon auf den obligatorischen Besuch von uns gewartet habe. Dann aber sind wir sehr bestürzt, denn das erste, was sie uns erzählt, ist, dass sie mit zwölf Schweinchen im Bett gelegen habe, dann, dass sie in Norwegen bei einer Familie Burg gewesen sei. Dann bewundert sie die Krawatte ihres Vaters und meint, diese sei wunderschön rot – obgleich sie blau gemustert ist. Danach erzählt ihr Freund ihr von zu Hause: darauf reagiert Susanne nicht mehr - sie scheint nun für alles zu müde zu sein. Als wir uns verabschieden, gibt sie uns die Hand, sagt aber nichts mehr und sieht uns auch nicht nach.

Als wir am nächsten Morgen wiederkommen, wartet der Arzt schon vor dem Zimmer auf uns und will die Adresse von Susannes Augenarzt wissen. Von ihr habe er die Antwort »in Rothenburg« bekommen, das könne er aber nicht glauben, weil dies doch einige hundert Kilometer von ihrem Wohnort Münster entfernt sei. Meine Tochter verlange ungeduldig nach ihrer Brille, da sie durch den Unfall neben ihrer Kurzsichtigkeit nun auch noch auf dem rechten Auge sehr stark schiele und deshalb nicht nur Doppel- sondern sogar Mehrfachbilder habe.

Danach geht er mit uns ins Zimmer, nachdem er uns zuvor auch noch gebeten hat, Susanne gezielt nach Telefonnummern, Adressen und ähnlichem zu fragen. Susanne begrüßt uns diesmal freudestrahlend, sie hat wohl unsere Stimmen vor der Türe gehört, wir umarmen und küssen sie. Der Arzt fragt meine Tochter noch einmal nach der Adresse des Augenarztes, wieder antwortet sie »Rothenburg«. Da fällt bei Susannes Freund endlich der Groschen: In einer Straße mit dem Namen »Rothenburg« in Münster ist der Arzt ansässig, Susanne hat also die richtige Adresse genannt. Das ermutigt uns, sie nach der Telefonnummer ihrer besten Freundin zu fragen. Die Antwort kommt wie aus der Pistole geschossen und stimmt auch.

Überglücklich gehen wir diesmal aus dem Zimmer; ihr Freund bleibt bei ihr, fragt sie noch erfolgreich Lateinvokabeln und anderen Wissensstoff ab – Susannes Bewusstsein scheint wieder ganz klar zu sein. Sie scheint keine geistigen Einbußen erlitten zu haben. Voller Begeisterung ruft uns Susannes Freund wieder ins Zimmer.

Die Stationsschwester kommt von ihrem Schwesternplatz auf uns zu und bittet uns, nun den Besuch zu beenden. Da berichten wir ihr voller Freude, dass Susanne geistig völlig präsent sei. Schwester Theodolind strahlt, als sie das hört, läuft sofort zum Telefon und ruft den Chefarzt an, um ihm auf der Stelle von dieser unerwartet positiven Entwicklung zu berichten.

Als wir am nächsten Morgen in die Klinik kommen, haben sich die Ärzte alle auf der Station versammelt: Sie beglückwünschen uns, dass dieses unglaubliche Wunder geschehen ist.

Wieder bei unserer Tochter, fragt diese uns, wer diese Familie Burg sei und woher wir sie kennen. Als wir erzählen, dass diese Familie ihr wohl im Traum in ihrer Bewusstlosigkeit begegnet sein müsse, akzeptiert sie dies. Doch noch Monate später spricht sie von ihrem Aufenthalt bei Familie Burg so, als sei sie tatsächlich dort gewesen.

Am Wochenende der fünften Woche wird Susanne innerhalb der Intensivstation verlegt und kommt in ein Vierbett-Zimmer.

Erst am Dienstag der sechsten Woche können bei ihr sowohl die Schläuche aus der Nase als auch der Katheter entfernt werden. Susanne wird jetzt gefüttert, außerdem bringt man sie seit Anfang der fünften Woche jeden Morgen zum Schwimmen in die Bäderabteilung.

Ende der sechsten Woche kommt Susanne auf die chirurgische Frauenstation. Nun geht es vorrangig darum, rasch wieder an Gewicht zuzunehmen, da sie während der Zeit der Bewusstlosigkeit 20 Kilo verloren hat. Die Ärzte und Schwestern verfolgen deshalb genau, ob Susanne es schafft, die üppigen Mahlzeiten, die sie jetzt serviert bekommt, aufzuessen. Richtig viel zu essen, ist anfangs für sie sehr schwierig. Sie sagt, sie sei schon nach ein paar Bissen völlig satt und es brauche große Überwindung für sie, aufzuessen.

Zu diesem Zeitpunkt kann Susanne schon allein auf einem Stuhl sitzen, aber sie kann, bedingt durch die Lähmung der linken Körperhälfte, noch nicht allein stehen oder gehen. Außerdem leidet sie unter starken Gleichgewichtsstörungen.

Ein jahrelanger, mühsamer, teilweise sehr schmerzhafter Rehabilitationsprozess beginnt.

Als unsere Tochter in der vierten Woche im Koma lag, sagte uns der Chefarzt: »Susanne hat eine ungewöhnliche Willenskraft. Sie wird es schaffen!« – und sie hat es geschafft!

Andreas Zieger

NACHWORT

Bei diesem Buch handelt es sich um den autobiografischen Bericht einer Koma-Erfahrenen über ein lange Jahre zurückliegendes Unfallereignis mit Schädel-Hirnverletzung, dem Erleben auf der Intensivstation und dem veränderten Leben danach. Eines Tages hatte mich ein Brief aus Münster erreicht. Eine Frau schrieb, sie hätte meine Arbeiten[1] im Internet gelesen und suche nun Austausch über ihre Komaerfahrung, worüber sie all die Jahre mit niemandem hätte sprechen können, der sie verstanden habe. Meine Berichte im Internet hätten ihr das Gefühl gegeben, dass sie sich mir mitteilen könne. Nachdem wir im Sommer 1999 an der Universität Oldenburg am Fachbereich Psychologie im Institut für Transpersonale Studien ein Tagesseminar zum Thema Komaerfahrung durchgeführt haben, bin ich gebeten worden, ein Nachwort zu diesem Buch zu schreiben. Ich bin diesem Anliegen gern gefolgt und werde auf einige Phänomene und Ereignisse in Form eines Kommentars näher eingehen.

»Kopfzerbrechen« – unter diesem vieldeutigen Titel sind ganz verschiedene Dimensionen angesprochen, die eine Schädel-

1 Zieger, A.: Informationen und Hinweise für Angehörige von Schädel-Hirn-Verletzten und Menschen im Koma und Wachkoma (sog. apallisches Syndrom). Eigenverlag: Oldenburg 1999; ders.: Grenzbereiche der Wahrnehmung – Über die ungewöhnliche Lebensform von Menschen im Koma und Wachkoma. Behinderte (Graz) Heft 6 (1998), S. 21-40

Hirnverletzung für einen Menschen, seine Angehörigen und das nähere soziale Umfeld haben kann.

Da ist zunächst das Unfallereignis selber mit seiner physikalischen Gewalteinwirkung, dem physischen Trauma auf die körperliche Integrität. Die durch die abrupten Zusammenprall freigesetzte Energie kann vom Schädelknochen nur zu einem gewissen Umfang abgepuffert werden. Danach wandert die Energiewelle durch das Schädelinnere mit den darin ruhenden Gewebsstrukturen: Gehirnhäute, Blutgefäße, Gehirn und Hirnkammerwasser. Es kommt zum Zerbrechen des Zusammenhaltes dieser Strukturen, zu Berstungs-, Spalt- und Einbrüchen in die Schädelkapsel, zur Abscherung und Zerreißung von Hirnhäuten, Blutgefäßen und Hirngewebe mit der Folge von Prellungen, Quetschungen und Einblutungen; das Gehirn schwillt an, gleichzeitig drücken die Blutansammlungen unter der starren Schädelkalotte gegen das Hirngewebe und verdrängen die zusammenhängenden Strukturen im Schädelinnenraum. Schwellung, Blutungen und Verlagerung von Hirngewebe bewirken einen Aufstau des zirkulierenden Hirnkammerwassers. Es kommt zum Stillstand des Transports der Botenstoffe in den Flüssigkeitsräumen, zum Erlöschen des Zusammenwirkens der Gewebe, zum Zusammenbruch der Kommunikation der Nervenzellen untereinander, zum Koma.

Da ist zweitens – mehr oder weniger – das psychische Erleben des herannahenden unausweichlichen Ereignisses des Zusammenpralles, die verzweifelte Abwehr, die Angst, die ohnmächtige Hingabe in die Situation und das erstarrte Entsetzen im Moment des Aufpralls. Virginia Johnson, eine amerikanische Psychotherapeutin, die Menschen nach Unfällen in

---

2 Young, B., Ropper, A. H., Bolton, C. F.: Coma and impaired consciousness. A clinical perspective. New York: McGraw-Hill 1998

Hypnose behandelt hat, fand heraus, dass die Wiedererinnerung an das zum Koma führende Trauma in Form bestimmter Körperhaltungen ausgedrückt wurde: die verzweifelte Abwehr mit entgegengestreckten Armen, die ohnmächtige Hingabe mit ausgestrecktem Körper und das schutzsuchende Zusammenrollen des gesamten Körpers vor der herannahenden Gefahr.[3]

Menschen, die in eine solche Lage geraten und aus ihr befreit werden konnten, berichten von einem sekundenschnellen, zeitrafferartigen Abspulen ihres bisherigen Lebens, vom zeitlupenartigen Stillstand jeglichen Zeiterlebens oder vom Entschweben in eine schmerzlose Schwerelosigkeit, von einer Leichtigkeit des Seins und von traumartigen Episoden. Andere Menschen, die ein traumatisches Koma überlebt haben, berichten von typischen Nahtoderfahrungen mit Gefühlen von Eingekerkertsein, über Tunnelphänomene, Lichtwelten und Zustände von Außer-dem-Körper-Sein (Out of Body Experiences, OBE).[4] Für die Betroffenen ist diesen Erlebniszuständen ihre überwältigende Wirklichkeitsnähe eigen. Das Trauma mit dem Durchleben und Erleiden eines Komas ist eine Katastrophe.[5] Wem ein solches Erlebnis widerfahren ist, kann nicht weiterleben wie zuvor. Nichts wird wieder so sein, wie es vorher einmal war.

---

3 Johnson, V.: Experimental recall of coma imagery. In: Shorr, J. E., Sobel, G. E., Robin, P., Conella, J. A.: Imagery. Its many dimensions and applications. New York, London: Plenum Press 1980, S. 357-374

4 van Dam, W.C.: Tote sterben nicht. Erfahrungsbericht zwischen Leben und Tod. Augsburg: Weltbild 1993; Ewald, G.: Ich war tot. Ein Naturwissenschaftler untersucht Nahtoderfahrungen. Augsburg: Pattloch 1999; Mindell, A.: Schlüssel zum Erwachen. Sterbeerlebnisse und Beistand im Koma. Olten/Freiburg: Walter 1989; Tosch, P.: Patients′ recolllections of their posttraumatic coma. J. Neurosci. Nurs. 20 (1988), S. 223-228

5 Freeman, W.: The catastrophe of coma. A way back. New York: Sheridan Medical Books 1989

Ein Schädel-Hirntrauma stellt wie andere schwere Gewalteinwirkungen eine Attacke auf Leib und Leben dar. Der physikalische Impakt und die psychische Verletzung (Kränkung) sind in Wirklichkeit nicht zu trennen. Wir befinden uns mitten in einem Terrain, welches in der Wissenschaft von der Neuropsychotraumatologie zu begreifen versucht wird.[6] Bewältigung und Integration eines schweren Traumas hinterlassen in der überwiegenden Mehrzahl der Fälle eine nachhaltige Erfahrung, eine Bewusstheit, dem Schicksal getrotzt und das Leben neu geschenkt bekommen zu haben. Nicht selten kommt es zur *existenziellen Krise*: warum musste ausgerechnet *mir* das passieren? Womit habe ich das verdient? Was habe ich falsch gemacht, dass ich das Trauma erleiden musste? Warum habe gerade ich überlebt? Das Kopfzerbrechen darüber, wie und warum einem *das* passieren konnte, warum *Er* das zugelassen hat und welchen Sinn das Krankheitsgeschehen für mein weiteres Leben vielleicht haben mag, eröffnet die *spirituelle Dimension*. Immerhin habe ich das schreckliche Geschehen überlebt, also ist mein Leben wichtig und muss ich offenbar besondere Fähigkeiten haben. Ist die Bewältigung meines Traumas nicht auch eine Herausforderung für mich? Warum wurde ausgerechnet mir diese schwierige Aufgabe gestellt? Das ist schließlich das lebenslange Stigma, am Kopf verletzt zu sein, hirnverletzt zu sein oder schwersthirngeschädigt zu bleiben. Was mögen die anderen von mir denken? Falle ich ihnen nicht nur zur Last? Von wem bekomme ich die nötige Hilfe? Das ist die *soziale Dimension*.

6 Zieger, A.: Entwurf einer Neuropsychotraumatologie. In: ders.: Klinische Neurorehabilitation und Neuroethik. Kumulative Habilitationsschrift. Fachbereich Psychologie, Universität Oldenburg 1999, S. 72-78

Menschen, die ein schweres Trauma überlebt haben, deren Lebenslinie von einem Koma und von einer schweren Krankheit gezeichnet ist und die wieder unter uns leben, haben in der Regel anderen Menschen etwas voraus: die Erfahrung eines schweren Leidens.[7] Sie sind Koma-Erfahrene, von denen andere, wachgesunde Menschen, die diese Erfahrung nicht hatten, etwas für ihr Leben lernen können. Koma ist keine Seltenheit, sondern ein Alltagsphänomen. Jeden von uns, liebe Leserin und lieber Leser, kann es plötzlich treffen, durch einen Verkehrsunfall, eine Hirnblutung, nach einer Operation oder bei einem Narkosezwischenfall. Es sind nicht die spektakulären Ereignisse wie im Falle des polnischen Handballers aus Oldenburg, der nach einer schweren Hirnblutung im Wachkoma liegt, wie im Falle des französischen Polizisten Nivel, der am Rande der Fußballweltmeisterschaft von Skinheads brutal zusammengeschlagen und am Kopf verletzt wurde, sodass er sein Leben als Schwerstbehinderter wird fristen müssen, oder wie im Fall des Schlagerstars Rex Gildo, der sich in suizidaler Absicht aus dem Fenster stürzte, wegen innerer Blutungen in ein künstliches Koma versetzt werden musste und drei Tage später verstarb. Und was hat es zu bedeuten, wenn Menschen im Koma selbst nach vielen Jahren überraschend wieder erwachen – wie erst kürzlich im Fall einer Frau in New Mexiko, die 16 Jahre im Koma lag, geschehen?

Koma gehört zum Alltagsleben. Unfälle, Überfälle, Misshandlungen bis hin zu kriminellen und kriegerischen Gewaltakten treffen Prominente und einfache Leute gleichermaßen. In

---

7 Belschner, W. : Die Situation der erfahrenen Menschen mit einem SSH-Trauma. In: Belschner, W. et al.: Das Experiment der Rekreationstherapie auf der Station für Schwerst-Schädelhirn-Geschädigten des Evangelischen Krankenhauses Oldenburg. Interner Arbeitsbericht. Fachbereich Psychologie, Universität Oldenburg Juli 1999, S. 1-14

Deutschland erleiden pro Jahr 300.000 Menschen ein Schädel-Hirntrauma, 100.000 davon verlaufen schwer. Die Hälfte aller Menschen mit schweren Schädel-Hirntraumen sterben trotz aller intensivmedizinischen Maßnahmen. 40.000 überleben mit neurologischen und psychischen Dauerschäden, die zur Behinderung und Problemen bei der sozialen Wiedereingliederung führen. Ein kleiner Teil davon – etwa drei- bis fünftausend Menschen – verbleiben im dauerhaften Koma oder Wachkoma. Über dieses Leben im Koma und Wachkoma gibt es bisher nur wenig Literatur.[8] Selbsterfahrungsberichte wie der vorliegende sind eine Seltenheit und von großer Bedeutung, sowohl für die Wissenschaft als auch für andere Menschen.

Wer ein Trauma überlebt, bleibt sein Leben lang traumatisiert. Bemerkenswerterweise hat sich nicht die medizinische Wissenschaft, sondern nur die medizinische Psychologie und auch die psychotherapeutische Medizin, wenn auch nur am Rande, für die Folgen lebensbedrohlicher traumatischer Erfahrungen interessiert und sich des Schicksals der Traumatisierten angenommen.[9] Dabei gehen erste Berichte über psychische Traumen

---

8 Hallaschka, M.: Leben im Koma - Koma aus der Sicht eines ganzheitlichen Menschenbildes. Diplomarbeit Studiengang Behindertenpädagogik, Universität Bremen 1995; Länger, U. & D. Rosenbrock: Koma als Lebensform unter extremen Bedingungen. Diplomarbeit Stg. Behindertenpädagogik, Universität Bremen, 1992; Zieger, A.: Koma und apallisches Syndrom – sinnvolles Leben an der Grenze zum Tod. In: Jantzen, W. (Hrsg.): »Euthanasie« – Krieg – Gemeinsinn. Solidarisch handeln, demokratisch verantworten: Für ein humanes Leben aller! Jahrbuch für systematische Philosophie '94. Münster: Lit 1995a, S. 80-90; ders.: Zur medizinischen, sozialen und ethischen Lage von Menschen im Wachkoma. In: Nordelbische Kirche (Hrsg.): Tötung auf Verlangen? Das Beispiel der Wachkoma-Patienten. Hamburg: Eigenverlag (Reader) 1996

9 Everly, G. S. Lating, J. M. (Eds.): Psychotraumatology. Key papers and core concepts in post-traumatic stress. New York: Plenum Press 1995;

mit anhaltenden Nachwirkungen für die Gesundheit und das Erleben der Betroffenen, heute als posttraumatische Belastungsstörung bekannt, bereits auf die Zeit um die Jahrhundertwende zurück.[10] Erst in den letzten Jahren – wohl unter dem Einfluss von Massenunfällen, Flugzeugkatastrophen, Golfkrieg, den Kriegen in Bosnien und im Kosovo wie auch des schockierenden Eisenbahnunglücks von Eschede im Sommer 1998 mit 101 Toten – hat sich hier ein entscheidender Wandel vollzogen. Nicht nur die Opfer und ihre Angehörigen, auch die Helfer und Retter benötigen psychologische Beratung und Behandlung, um die entsetzlichen Bilder und Erlebnisse zu verarbeiten.[11]

»Kopfzerbrechen« ist weder ein spektakuläres Medienereignis gewesen, noch hat es weitergehendes Interesse gefunden. Es war ein privates, ein Allerweltsvorkommnis. Darin war es für die Autorin selber nicht minder bedrohlich, leidvoll und spektakulär. Es kann nur in die Welt der Unerfahrenen hineinwirken, indem es aufgeschrieben und der Öffentlichkeit zugäng-

---

Fischer, G., Riedesser, P.: Lehrbuch der Psychotraumatologie. München: Reinhardt 1989; Freedy, J. R., Hobfoll, S. E. (Eds.): Traumatic Stress. From Theory to Practice. New York: Plenum Press 1995.

10 Freud, S.: Studien über Hysterie. GW Bd. 1. Frankfurt am Main: Fischer 1895; Janet, P.: Les actes inconscients et la mémoire pendant le somnabulisme. Rev. Philos. 25 (1) (1886), S. 238-279

11 Bengel, U.: Psychologie in Notfallmedizin und Rettungsdienst. Berlin: Springer 1997; Dahlmann, W.: Psychische Unfallfolgen - Medizinische und juristische Rehabilitation. In: Mauritz, K.-H. & K.-H., Hömberg, V. (Hrsg.): Neurologische Rehabilitation 2. Bern, Göttingen, Toronto: Huber 1992, S. 109-117; Frommberger, U. et al.: Die Entwicklung von posttraumatischen Belastungsstörungen nach Verkehrsunfällen. Erste Ergebnisse einer prospektiven Studie. In: Möller H. J. et al. (Hrsg.): Befunderhebung in der Psychiatrie: Lebensqualität, Negativsymptomatik und andere aktuelle Entwicklungen. Wien: Springer 1996, S. 309-312

lich gemacht wird. Die Schilderungen geben uns aus subjektiver Perspektive einen anschaulichen, authentischen und kompetenten Einblick in die bizarre Welt des Aufdämmerns aus »bewusstloser« Abgeschiedenheit, in die Gefühle des Ausgeliefert- und Verlassenseins. Sie werfen einen intensiven Blick auf die verzerrte Subjektivität und fragmentierte Ich-Identität, die zutreffend mit »wie ein zerbrochener Spiegel« beschrieben werden kann. *»Die absolute Vergeblichkeit meiner Bemühungen, in Kontakt mit anderen zu kommen, was so sehr quälend.«* Erst durch liebevolle und tatkräftige äußere Hilfen kann es gelingen - wie im Märchen von Dornröschen – aufzuwachen, Beziehungen zum Umwelt herzustellen, sich zu reorientieren, sich seiner Biografie zu erinnern und eine neue Identität aufzubauen. 1975 berichtete der Neurochirurg S. Todorow auf dem Chirurgen-Kongress in London erstmals vom »Sleeping-Beauty Syndrome« bei Kindern.[12]

Über die schweren Kränkungen und Zertrümmerungen, die ein Schädel-Hirntrauma für die Betroffenen in der Regel mit sich bringt, kann auch die Amnesie, die Erinnerungslosigkeit für das Trauma selbst und meist auch die Zeit während der »Bewusstlosigkeit« im Koma nicht hinwegtäuschen. Trotz »heilsamen Vergessens« (Freud) kann das Trauma für die Personen im weiteren Leben unbewusst verhaltenswirksam bleiben und leicht zum Alptraum werden. Wie neuere Forschungen zeigen, können subliminale Wahrnehmungen, traumartiges emotionales Erleben sowie implizites Gedächtnis und Lernen unter bestimmten Voraussetzungen selbst in tiefer Narkose

---

12 Todorow, S.: Über das Vorkommen von psychoreaktiven Zustandsbildern in der Wiederherstellungsperiode nach schwerem Schädel-Hirn-Trauma bei Kindern. Fortschr. Neurol. Psychiat. 41 (1973), S. 606-621; ders.: Hirntrauma und Erleben. Bern: Huber 1978 (vergriffen)

(= künstliches Koma) erhalten bleiben. Es ist davon auszugehen, dass das Phänomen der »inneren Wachheit in Narkose« mit einiger Vorsicht auch für Menschen im Koma und Wachkoma gelten mag.[13]

Die Erzählung »Kopfzerbrechen« sensibilisiert für das Gefühl der Verletzlichkeit des Lebendigen. Wie leicht herauszulesen ist, sind die Wunden auch nach über 25 Jahren noch nicht verheilt: *»Diese Erfahrung ist für mein ganzes späteres Leben bestimmmend geworden.«* Ein Mensch, der ein Koma erlitten hat, ist nicht mehr derselbe. Koma ist kein defizitär-vegetativer Zustand, sondern eine extreme, höchst verletzliche und damit schutzbedürftige aktive Lebensform am Rande zum Tode.[14] Koma als sterbens- und todesnahe Lebensform ist als Wandlungs- und Reifungsprozess zu verstehen, der Menschen wichtige existenzielle Erfahrungen und Übergänge in eine spirituelle Lebenshaltung ermöglicht. *»Auch dieser Übergangsverlauf kann sich nach meinen Erfahrungen in höchst dramatischen Geschehnissen entwickeln und dann zu einer Lösung, ja Erlösung kommen, zu einem Hinübergleiten in Frieden ... Konflikte, z.B. zwischen Angehörigen, ungelöste Dinge verlieren ihre Bedeutung ... Die ›existenzielle Bedeutsamkeit komatösen Erlebens‹ aus der Optik des Patienten ist bisher nicht berücksichtigt im Konzept des medizinischen Komaverständnisses.«*[15] (S. 263).

---

13 Hannich, H.-J., Dierkes, B.: Ist Erleben im Koma möglich? Intensivpflege 4 (1996) 4-7; Schwender, D.: Wachheit während Narkose. Wiesbaden: Wissenschaftliche Verlagsabteilung Abbott GmbH 1992

14 Zieger, A.: Dialogaufbau in der Frührehabilitation mit Komapatienten auf der Intensivstation. In: Neander/Meyer/Friesacher (Hrsg.): Handbuch der Intensivpflege. Landsberg: ecomed-Verlag, 1993a, Kap. IV-2.4., S. 1-24

15 Holfelder, H. H.: Koma und Sterben aus theologischer und beziehungsethischer Sicht. Hamburger Ärzteblatt 31 (6) 1997, S. 232-265

Und schließlich: 1973, zum Zeitpunkt des Schädel-Hirntraumas bei unserer Autorin, gab es noch keine spezielle Rehabilitation für zerebral Geschädigte. Die Rehabilitation Hirnverletzter wurde in Deutschland durch die große Zahl Kopf- und Hirnverletzter in den beiden Weltkriegen wesentlich vorangetrieben. Mit der Judenverfolgung im Dritten Reich gingen allerdings die schon in Theorie und Praxis weit entfalteten Erfahrungen größtenteils wieder verloren und mussten nach dem Zweiten Weltkrieg in mühsamer Arbeit erst wieder aufgebaut werden. Nach 1945 kam es wegen der zunehmenden Zahl von Schädel-Hirnverletzungen im Gefolge von Verkehrs-, Arbeits- und Freizeitunfällen notgedrungen nicht nur zu einem Ausbau des Rettungswesens und der akutmedizinischen Versorgung, sondern auch zu einer »Renaissance« im Rehabilitationsbereich. Im Bereich der Neurorehabilitation hat diese Entwicklung durch den Ausbau von Spezialstationen zur Frührehabilitation ein vorläufiges Ende gefunden. Diese Einrichtungen übernehmen die oft noch bewusstseinsgetrübten Patienten direkt von der Intensivstation. Das, was die Ärzte nach den Schilderungen in diesem Buch als »Wunder« bezeichnen, vollzieht sich heute tagtäglich auf den Frühreha-Stationen: Die frühe, umfassende und intensive Hilfestellung durch ein multiprofessionelles Team nach den Prinzipien des Dialogaufbaus unter Einbeziehung der Angehörigen.[16] Das entscheidende Moment für den Erfolg ist weniger die Schwere der Hirnschädigung als vielmehr die Hinwendung, die Liebe und die Zuversicht vertrauter Angehöriger. Verblieben noch Ende der 60er Jahre neun

16 Zieger, A.: Frührehabilitation von Schwerst-Schädel-Hirnverletzten - Ärztliche Aspekte. Journal für Anästhesie und Intensivbehandlung 5 (1998) 1, S. 220-223 (Abstract); ders.: Neue Forschungsergebnisse und Überlegungen im Umgang mit Wachkoma-Patienten. Rehabilitation 37 (1998) 4, S. 167-176

von zehn Koma-Patienten im Wachkoma, so ist es heute nur noch einer von zehn.[17]

Die Verhältnisse haben sich gewandelt. Wenn noch vor 20 Jahren in Medizin und Neurologie eher Resignation und Pessimismus vorherrschten, werden Menschenbild und Philosophie im Hinblick auf eine schwere Hirnschädigung heute mehr von einem verhaltenen Optimismus bestimmt, etwa nach der Devise »Rehabilitation statt Resignation«. »Kopfzerbrechen« ist ein Zeugnis dafür, wie aus »Wundern« unerschrockene Haltungen und entschlossene Taten werden können. Es ist wichtig, von den Erfahrungen der Trauma- und Koma-Erfahrenen zu lernen, sich auszutauschen und darüber öffentlich in den Dialog zu kommen. Wenn eine moderne Medizin, die den Erwartungen, human zu sein, heute oft nicht mehr zu genügen scheint, sich ihrer eigentlichen Aufgaben und Werte erinnert, kann sie sich bemühen, auch für schwerst hirngeschädigte Menschen eine lebensfreundliche Praxis zu entwickeln, die sich von einem sozialen Motto leiten lässt: vom Koma zurück in die Gemeinschaft.

---

17 Dimancescu, M. D.: Outcome of sensory stimulation. In: PVS '95. An International Conference on the Implications, Progress and Opportunities in the Management of Persistent Vegetative and Low Awareness State. The Royal College of Physicians of London, on the 6th and 7th March, 1995

KRANKENBERICHT DER BARBARA-KLINIK

Sehr geehrte Frau Kollegin!

Wir berichten Ihnen über Ihre Patientin Fräulein Susanne H., die sich vom 3.2. bis 18.4.73 in unserer stationären Behandlung befand. Frl. H. wurde nach einem Verkehrsunfall mit PKW vom Christopherus-Krankenhaus in W. noch am Unfalltag zu uns verlegt.

Diagnose: Schweres Schädel-Hirn-Trauma mit offener Impressionstrümmerfraktur re. temporo-parieto-occipital, Einriß des sinus transversus re. und Subduralhaematom; contusio cerebri.

Bei der sofort durchgeführten rechtsseitigen Carotisangiographie fand sich eine deutliche Verdrängung der vorderen Hirnarterie nach li. In gleicher Narkose erfolgte die operative Versorgung der erlittenen Verletzungen. Die imprimierten Knochenfragmente wurden gehoben, zum Teil auch extirpiert; das Subduralhaematom wurde abgesaugt, der Sinuseinriß durch Gefäßnaht geschlosssen.

Nach mehrwöchigem lebensbedrohlichem Krankheitsbild besserte sich das Befinden allmählich. Das Bewußtsein klarte langsam auf. Neben Augenmuskellähmungen bestand jedoch noch eine komplette schlaffe Hemiparese li. Am 12.3.73 war Frl. H. soweit wieder hergestellt, daß sie von der Wachstation in den normalen Stationsbetrieb übernommen werden konnte. Unter einer intensivierten krankengymnastischen und physikalischen Therapie zeigten die Lähmungen gute Rückbildungstendenz.

Auch die Stimmungslage normalisierte sich. Bei der Entlassung am 18. 4. 73 war Frl. H. voll orientiert; gröbere geistige Einbußungen oder Veränderungen der Persönlichkeitsstruktur waren nicht erkennbar. Sie war psychisch unauffällig, es bestanden lediglich noch mäßige postkontusionielle Beschwerden wie Konzentrationsschwäche und leichte Ermüdbarkeit. Die Lähmungen des li. Beines wären fast völlig zurückgegangen, der Gang war noch etwas schleppend und unsicher, doch konnte Frl. H. allein und ohne Stock wieder laufen und Treppen steigen. Dagegen waren mit dem li. Arm lediglich Massen – jedoch noch keine gezielten und koordinierten Bewegungen möglich, die Finger konnten gespreizt und auch etwas gebeugt werden, die Kraft war noch erheblich herabgesetzt.

Eine abschließende ophthalmologische Untersuchung mit Gesichtsfeldbestimmung war sehr schwierig, da die Pat. wegen mangelnder Konzentrationsfähigkeit kaum in der Lage war zu fixieren. Eine hno-fachärztliche Untersuchung zeigte keinen wesentlichen pathologischen Befund; es fand sich eine geringfügige Schalleitungsschwerhörigkeit re.

Wir empfehlen für die weitere Behandlung die Fortführung der krankengymnastischen Übungstherapie, einschl. Faradisation und eine erneute Vorstellung beim Augenfacharzt. Hno-ärztlicherseits wurden Tubenbelüftungen (Politzern) angeraten. Medikamentös erhielt Frl. H. bei zuletzt 3 x 20 Tropfen Hydergen und 2 x 1 Kapsel Limbatril.

Mit freundlichen, kollegialen Grüßen

Dr. M.
Prof. Dr. I.